伊佐山芳郎著

現代たばこ戦争

岩波新書

614

まえがき

アメリカのたばこ会社は一九六〇年代以降三〇年以上にわたって、ニコチン量を操作していたり、喫煙の有害性を認識していたことが、たばこ会社の内部秘密文書が暴露されたことから白日のもとにさらされた。アメリカの州政府とたばこ会社との間の医療費求償訴訟で、日本円にして兆の単位の損害賠償をたばこ会社が州政府に支払うことの和解が次々に成立している背景には、このようなたばこ会社の裏切り行為の暴露があって、それがアメリカの世論から厳しく批判されているのである。

一九九六年八月二三日、クリントン大統領は、たばこに含まれるニコチンを「依存性のある薬物」に指定し、食品医薬品局（FDA）の管理下において、未成年者に対するたばこの販売や広告を厳しく規制する大統領令を発表した。未成年者喫煙の半減をめざすのが狙いと報じられている。

さて、この二〇年間、喫煙規制をめぐる世界の動きは加速している。WHO（世界保健機構）

は、喫煙規制に関する国際条約締結に向けて動き始めている。たばこ規制に関するEU(ヨーロッパ連合)の動きも急である。

このようなアメリカ、ヨーロッパの動向から見ると、日本の喫煙規制対策は三〇年遅れている。その日本でも、ついにというべきか、やっとというべきか、昨年(一九九八年)四月からテレビ等の電波媒体でのたばこCMが自主規制された。アメリカでは一九七一年からテレビでのたばこCMは法的に禁止されている。その他先進諸国でテレビのたばこCMを流している国はないのであり、唯一の例外が日本であった。この間、WHOの再三にわたる勧告も無視し、国際会議で事実上日本名指しの批判を受けても、日本政府は馬耳東風であった。

日本の喫煙規制対策の遅れの原因はどこにあるのか、その分析と今後の展望に迫りたいとの考えで本書を書きおろすことにした。一六年前に上梓した『嫌煙権を考える』の各論編といってよい。今回のテーマは三つある。

一つは、喫煙に関する世界の最新情報を概観し、喫煙規制に関する世界の潮流を見るとともに、人間の生き方として、たばことの関わりを考えてみたいと思った。

二つは、子どもたちの喫煙をどう防ぐかである。特に子どもたちがたばこ拡販政策をすすめる〝死の商人〟たちからターゲットにされてきたことが、アメリカのたばこ会社の内部秘密文書によっても明らかにされたので、この機会に日本における特に子どもを取り巻く状況に迫り、今後私たちがとるべき対策について提言したつもりである。

三つは非喫煙者の権利擁護を実効あらしめるために、受動喫煙に関する最新情報に迫り、改めて医学的検証を行ない、それを踏まえて今後とるべき道筋を論じた。

国際消費者機構（International Organization of Consumers Unions）の元会長アンワ・ファザール氏の言葉に、"Be Brave and Angry."（勇敢であれ、そして怒れ）という名言がある。ファザール氏の言葉につけ加えたいのは、行動（Action）と連帯（Solidarity）である。知っていても行動しないのでは知らないのと同じである。そしてその行動は常に国際的視野を忘れず、大局を見失わないものでなければならない。「森に入って木を見ない」言動は、仮にその人の善意に出た行動でも、市民運動の足をひっぱりマイナスに働くことがある。現代最大の疫病と言われるたばこ病の流行を食い止めるために、本書が何程かの役にたてば、筆者としてこれにまさる喜びはない。

目　次

まえがき

第1章　最新版　世界たばこ情報……………………………1

ＷＨＯ（世界保健機構）新事務総長の登場／世界の喫煙者率／たばこの値段／たばこの警告表示／警告表示とたばこ製造者の責任／外圧に屈した日本／台湾、韓国への圧力／外圧と闘ったタイ／中国が標的／アメリカ下院たばこ輸出促進策禁止法案可決／アメリカ、スーパー三〇一条復活／たばこか健康か／ベルギー議会、たばこ広告禁止法可決／たばこと環境破壊

第2章　現代人とたばこ病……29
たばこ病で倒れた人々／たばこは毒の缶詰／ニコチンの依存性／ダイオキシンを考える／たばこ三大病／肺がん／喉頭がん／肺気腫／難聴の危険性／成人病から生活習慣病へ／がん検診の見直し／ライフスタイルと喫煙

第3章　受動喫煙の被害……59
赤ちゃんの突然死／たばこの誤飲／受動喫煙を考える／受動喫煙の急性被害／受動喫煙の慢性被害／最新の受動喫煙に関する情報／『厚生白書』で喫煙対策の方針／職場の喫煙対策実態調査／禁煙・分煙実現の企業、自治体／労働省のガイドラインを考える／職場喫煙対策とモデルケース／裁判例概観／嫌煙権訴訟判決の〝受忍限度論〟批判／嫌煙権批判のあれこれ／嫌煙権ファシズム論

第4章　子どもたちとたばこ……97
中学生・高校生に蔓延／初めての喫煙経験／子どもたちは自動販売機から入手／喫煙を煽る？　電車内の広告／たばこ産業や大蔵省の詭弁／驚くべき未成年喫煙の試算数字／未成年者喫煙禁止法を蘇らせよう／子どもの喫煙補導の実態／感受性の窓が開いている／〃成人病〃は子どもの時期に芽生える／ＷＨＯの一九九八年世界禁煙デーメッセージ／ついに登場、日本に青少年無煙の町宣言

第5章　たばこ宣伝マンの罪と罰……123
ボストン法律家会議から／アメリカたばこ会社宣伝マン、ゴーリッツの転向／マルボロマン、肺がん死／日本の俳優、タレントのたばこ宣伝

第6章　アメリカのたばこ裁判では何が起こっているのか……135
アメリカたばこ会社の巨額和解／アメリカたばこ訴訟概観／主任弁護士との会見から／たばこ会社の内部秘密文書の暴露／個人訴訟の勝利評決／医療費求償訴訟の激震／世界を駆け巡った連邦包括和解／ついに二四兆円和解／フロリダ州、医療費求償の州法制定／クラス・アクションに対する裁判所の変化／受動喫煙被害のクラス・アクション／アメリカたばこ訴訟の展開とたばこ政策／日本たばこ、アメリカ巨額和解に参加／中南米諸国もアメリカたばこ会社を提訴／アメリカ司法省も訴訟準備／カナダでも

第7章　現代の死の商人……159
たばこ会社のターゲット／たばこ会社の陰謀と策略／大蔵省の茶番劇／たばこ事業法が元凶／予算の締めつけ／大蔵省、厚生行政に圧力／日本たばこのアメリカたばこ会社買収！／たばこの社会的損失／たばこが出火原因／アメリカの試算

第8章　日本たばこ病訴訟の意義と展望……181
たばこ病一一〇番／がん患者ら、ついに立ち上がる／たばこ病訴訟提訴までのいきさつ／ついに提訴／原告・弁護団の主張の骨子／因果関係の証明／判例は因果関係を肯定／被告らの責任／被告日本たばこの対応／被告国のジレンマ／自業自得論は誤り／市民運動との連携／たばこ病を支える会の勝手連／分煙の市民運動との関係
あとがき……207
参考文献
アメリカ政府の取り組み

第*1*章　最新版　世界たばこ情報

WHO（世界保健機構）新事務総長の登場

一九九八年五月、医師で元ノルウェー首相のブルントラン女史（五九歳）がWHO新事務総長に選出された。WHO加盟国一九一か国中、一六〇票を獲得しての登場である。ブルントラン卜氏は就任演説の中で、たばこ宣伝広告に対する世界的反対運動を呼び掛けた。氏は、特に青少年をターゲットにしたたばこ業界のたばこ拡販政策を非難し、次のように語った。

「私は本日、はっきりとたばこは人殺しであると言明する。たばこに対抗する幅広い協力体制が必要であり、世界的なたばこ消費の執拗な増加を抑止するために広範囲にわたる協力者を求める。たばこ産業は、少年たちが最も誘惑されやすいことを知っていて利用している。たばこは広告されるべきではなく、助成されるべきではなく、また魅惑的に見せられるべきではない」

また、中嶋宏前事務総長は、一九九七年五月の世界禁煙デーで次のメッセージを発表している。

「たばこ製品は二〇世紀の半ばからこれまでに先進国だけでも六〇〇〇万人以上の人命を奪いました。この先三〇年間、たばこ消費が大きく減らなければ、毎年世界中で一〇〇〇万人がたばこによって殺され、その七割は発展途上国が占めることになります。このような人災による膨大な死亡は全世界の保健衛生上の緊急課題となっています。この病災の流行を食い止めるには、効果のある保健対策を速やかに実行しなくてはなりません」

ＷＨＯは、一九七〇年代以降、世界各国政府に対し積極的な喫煙規制対策をとるよう具体的勧告をしてきた。そして世界中に蔓延するたばこ病を「予防可能な最大の疫病」と位置づけている。アメリカたばこ会社の凋落を前にして、今後は特に発展途上国の子どもたちや女性がターゲットにされないよう、はっきりした目標を定めて世界各国政府に対し更なる喫煙規制対策を迫っている。ＷＨＯの勧告を受け、アメリカ、ヨーロッパの各国は、それぞれ国をあげて喫煙規制対策に取り組み、大きな成果を上げてきているが、その成果を見る一つの目安は各国の喫煙者率である。

世界の喫煙者率

世界の主な国の喫煙者率がどうなっているか、過去一〇〜一五年の間にどのような変化が生

表1-1　世界の喫煙者率

国	年	男	女
アメリカ	1987	30	24
	1994	28	23
スウェーデン	1987	24	27
	1994	22	24
イギリス	1982	39	32
	1994	28	26
フランス	1982	49	26
	1993	40	27
タイ	1981	59	13
	1995	49	4
日本	1984	66	14
	1998	55.2	13.3

（厚生省編「喫煙と健康」1993,
「禁煙 Data Book」1997 ほか）

じているのか検証してみよう。いくつかの資料から整理し直して比較してみると、上のような推移となっている（表1-1）。

先進工業国中では、日本の喫煙者率が一番高く、喫煙者率から見ても、日本の取り組みが世界から取り残されていることがわかる。

わが国の最近の傾向としては、特に二〇代女性の喫煙者の急増である。一九九七年七月、東京都が「健康に関する世論調査」として、都内に住む二〇歳以上の男女三〇〇〇人を対象に喫煙者率を調べた結果、二〇代の女性の場合、前回（一九九四年）が一三・七％だったのが、一気に三三・三％に激増していることがわかった。また三〇代女性は二八・九％、四〇代も二六・三％でいずれも増加傾向を示している。このままの状態でいくと、一五年後、二〇年後の日本がどうなるのか憂慮される。

たばこの値段についてアメリカたばこのマルボロを例にとってみよう。

昨年(一九九八年秋)の段階で、日本では一箱二六〇円だったが(現在は二八〇円)、イギリスが一箱六七三円、オーストラリアが五九六円、フランスが四一一円、イタリアが三七七円、カナダが三三七円、アメリカが二八一円となっている。

オーストラリア、イギリスと比較して、日本のたばこの値段は二分の一以下である。日本のたばこの値段がいかに低いかがわかる。

子どもたちの喫煙を防ぐ方法の一つは、たばこの値段を上げることである。たばこの値段が日本の二倍以上のイギリスやオーストラリアでは、子どもたちの防煙の成果をあげているとの報告がなされている。

たばこの警告表示——日本は零点

アメリカの消費者団体「パブリック・シティズン」(消費者運動家のラルフ・ネーダーの創設した消費者団体)は一九九八年秋、世界各国のたばこの警告表示についての調査結果を発表した。調査対象国は、発展途上国二六か国、先進工業国一七か国、合計四三か国で、警告表示の法的根拠の有無、たばこパッケージへの表示面積、警告の具体的内容等について細かくチェックし、

表1-2　警告表示の項目チェック

		依存性	禁煙の益	がん	肺気腫	心臓病	肺がん	その他	妊娠障害	受動害	致死	計
発展途上国	アルゼンチン	×	×	×	×	×	×	×	×	×	×	0
	ブラジル	×	×	×	○	○	○	○	○	○	×	6
	チリ	×	×	○	×	×	×	×	×	×	×	1
	中国	×	×	×	×	×	×	×	×	×	×	0
	コスタリカ	×	×	×	○	○	○	×	○	×	×	4
	クロアチア	×	×	×	×	×	×	×	×	×	×	0
	チェコ	×	×	○	×	×	×	×	×	×	×	1
	フィジー	×	×	×	×	×	×	×	○	×	×	1
	ホンコン	×	×	○	×	○	×	×	×	○	○	4
	インド	×	×	×	×	×	×	×	×	×	×	0
	インドネシア	×	×	×	×	×	×	×	×	×	×	0
	ケニア	×	×	×	×	×	×	×	×	×	×	0
	マレーシア	×	×	×	×	×	×	×	×	×	×	0
	メキシコ	×	○	×	○	×	○	×	○	×	×	4
	ナイジェリア	×	×	×	×	×	×	×	×	×	×	0
	パキスタン	×	×	×	×	×	×	×	×	×	×	0
	ペルー	×	×	×	×	×	×	×	×	×	×	0
	ポーランド	×	×	×	×	×	×	×	×	×	×	0
	ルーマニア	×	×	×	×	×	×	×	×	×	×	0
	セネガル	×	×	×	×	×	×	×	×	×	×	0
	南アフリカ	○	○	○	○	○	○	○	○	○	○	10
	スリランカ	×	×	○	×	○	×	×	×	×	×	2
	タイ	○	○	×	○	○	○	○	○	○	○	9
	トルコ	×	×	×	×	×	×	×	×	×	×	0
	ウクライナ	×	×	×	×	×	×	×	×	×	×	0
	ベトナム	×	×	×	×	×	×	×	×	×	×	0

		依存性	禁煙の益	がん	肺気腫	心臓病	肺がん	その他	妊娠障害	受動害	致死	計
先進工業国	オーストラリア	○	×	×	×	○	○	○	○	○	○	7
	ベルギー	×	○	○	○	○	×	×	○	×	×	5
	カナダ	○	×	○	×	○	○	○	○	○	○	8
	デンマーク	×	×	○	×	○	×	×	○	○	×	4
	フィンランド	×	○	○	×	○	×	○	○	○	○	7
	フランス	×	○	○	×	○	×	×	○	○	×	5
	アイルランド	×	○	○	×	○	×	×	○	×	○	5
	イスラエル	×	×	×	×	×	×	×	×	×	×	0
	イタリア	×	×	○	×	○	×	○	○	○	×	5
	日本	×	×	×	×	×	×	×	×	×	×	0
	オランダ	×	○	○	×	○	×	×	○	×	×	4
	ニュージーランド	×	×	×	○	○	○	×	×	×	○	4
	ノルウェー	○	○	○	○	○	○	○	○	○	○	10
	シンガポール	×	×	○	×	○	×	×	×	○	○	4
	スペイン	×	×	○	○	○	×	×	○	○	×	5
	スウェーデン	○	×	○	×	○	×	×	○	○	○	6
	アメリカ合衆国	×	○	×	○	○	○	○	○	×	×	6

＊南アフリカ＝10点，タイ＝9点．一方日本の「あなたの健康を損なうおそれがありますので吸いすぎに注意しましょう」は警告になっていないので，0点．

＊89％の国が警告表示を法的に義務づけており，カナダ，フィジー，フィンランドは自主規制である．

＊ルーマニア，ベトナムは警告表示規定がないが，ルーマニアのたばこにはアメリカの英語表示がそのままあり，ベトナムでは「喫煙は健康に害がある」とベトナム語で印刷されている．

（「日本禁煙医師連盟通信」第8巻1号（通巻第27号）1999年1月）

獲得ポイントによって採点するという方法をとった（表1-2）。

警告表示の採点基準は次の一〇項目である。

1　依存性
2　禁煙の利益
3　がん
4　肺気腫
5　心臓病
6　肺がん
7　その他の警告
8　妊娠障害
9　受動喫煙の害
10　喫煙は死に至る

図1-1を見ると一目瞭然であるが、先進工業国の中では日本とイスラエルが零点となっており、一〇項目のいずれもクリアしていないと判断されたわけである。現在、日本のたばこは、

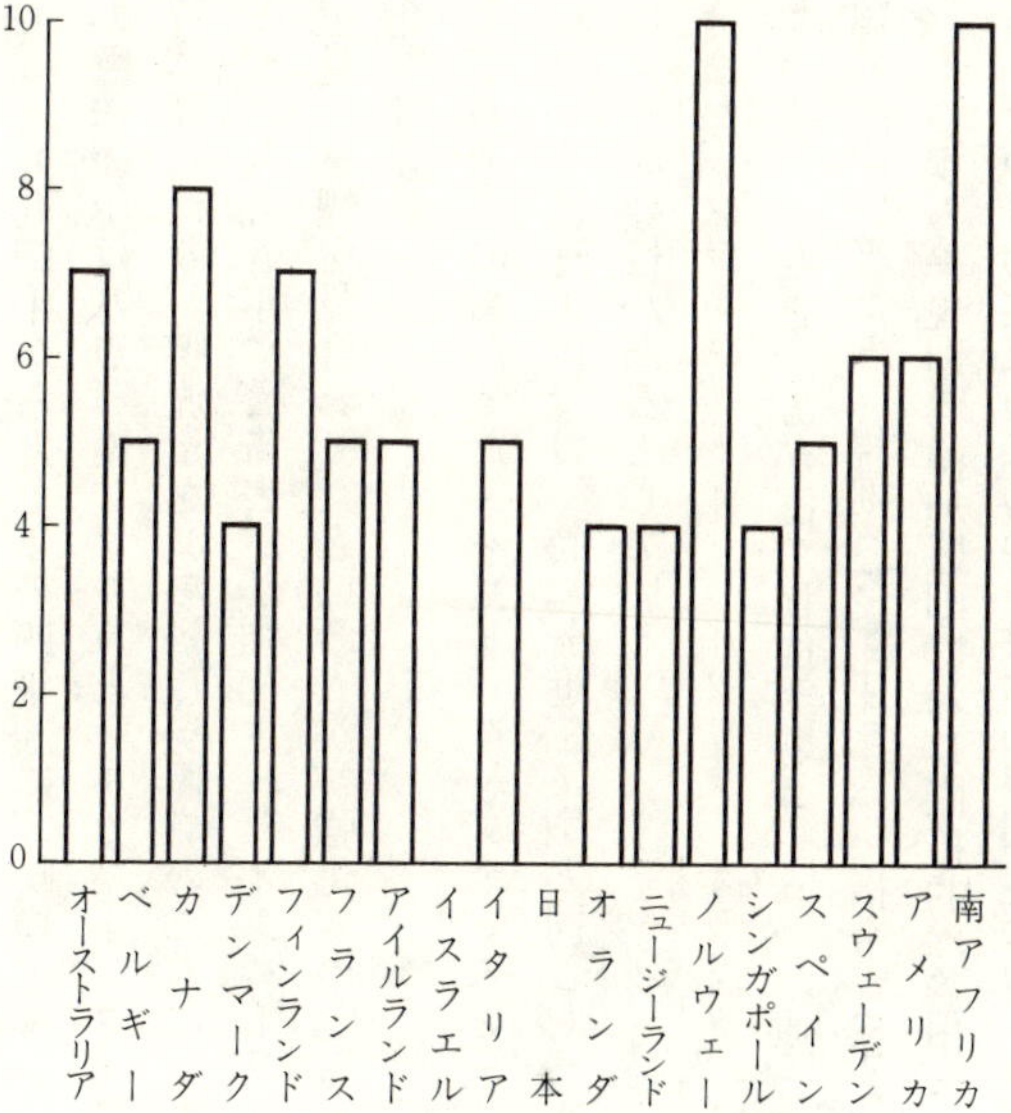

図1-1　たばこ警告表示項目国別点数

「あなたの健康を損なうおそれがありますので吸い過ぎに注意しましょう」と表示されているが、これは消費者に対する警告になっていないと判断されたのである。イスラエルのたばこには、「喫煙は健康に有害である」と表示されているが、この表示でもポイントになっていない。内容的にあいまいで、これでは警告として意味をなさないと判断された。

他方、最も高得点をあげたのが、南アフリカとノルウェーの警告表示である。全ての項目についてクリアし一〇点満点であった。南アフリカでは、ラジオによって禁煙コマーシャルを流すほか、たばこの税金を上げ、新しい警告表示が実施されている。その効果が上がって、一九九四年から九七年の四年間に、喫煙者率が一五％減少したと報告されている。カナダの警告表示は八点。南アフリカとノルウェー、タイに次いで高得点であった。カナダでは、最近禁煙したり、喫煙量を減らした喫煙者の二人に一人は、警告表示によっているとのことである。一九九五年に警告表示が強化されたオーストラリアでは、警告表示の効果が現れ、これらを見て喫煙を見合わせたという人が、強化前の七％から強化後の一四％に倍増しているとの調査報告もある。

この調査にあたった「パブリック・シティズン」は、たばこの害に関する情報が与えられていない発展途上国では、特に先進工業国と同じレベルの警告表示をはっきりした形で消費者に伝える必要性があるとしている。

また、フランス、ドイツ、イタリア、オランダ、イギリス、デンマーク、フィンランド、スウェーデンなど一五か国で構成するヨーロッパ連合（EU）は、理事会、委員会が制定する三種類の法律に当たる「規則」（Regulation）、「指令」（Directive）、「決定」（Decision）を持つ。

そのうち「規則」は加盟国に対し直接的に適用される。「指令」は加盟国に対し拘束力はあるがその目的達成のための手段は加盟国に委ねられる。「決定」は、対象として指名された国、企業、個人に対して拘束力を有する。

ＥＵの紙巻きたばこに対する警告表示は、「指令」によっている。現行ＥＵ法は次のとおりである。

①すべての紙巻きたばこの最も見やすい面に所定の大きさで「たばこは著しく健康を損なう」(Tobacco seriously damages health.)と表示しなければならない。

②これに加えて、いくつかの警告文リストの中から、自国にふさわしいものを選んでリストを作り、その警告文を順繰りに表示しなければならない。ただし、このリストの中には、次の二つは必ず含めなければならない。即ち、(a)喫煙はがんを惹き起こす、(b)喫煙は心臓病を惹き起こす。

③ニコチン、タールの量についても表示が義務づけられ、その大きさも指定されている。

イギリスは、警告表示を義務づけた規則を制定し(一九九二年一月一日施行)、ＥＵの「指令」を実行している。そしてたばこの表面に「たばこは著しく健康を損なう」と印刷し、かつ裏面に次の六種類の警告表示の各々を、一二か月間に製造するたばこの各銘柄に同じ数ずつ表示することを義務づけている。この警告を怠った場合は、六か月以下の禁錮もしくは五〇〇〇ポンド(約一〇〇万円)以下の罰金を科せられる(併科も可)。

1 Smoking causes cancer.
（喫煙はがんを惹き起こす）
2 Smoking causes heart disease.
（喫煙は心臓病を惹き起こす）
3 Smoking causes fatal diseases.
（喫煙は致命的病気を惹き起こす）
4 Smoking kills.
（喫煙はたばこを吸う人を殺す）
5 Smoking when pregnant harms your baby.
（妊娠中の喫煙はあなたの子どもを害する）
6 Protect children: don't make them breathe your smoke.
（子どもを保護しよう、子どもにあなたのたばこの煙を吸わせてはならない）

警告表示とたばこ製造者の責任

例えば、日本のたばこパッケージの表示は、前に述べたような「吸い過ぎに注意」の表示となっているが、これは消費者に対する警告になっていない。むしろ反対に消費者にたばこを煽っているとさえ考えられる悪い見本のような表示である。なぜなら、喫煙の結果、肺がんや喉頭がん、肺気腫、心臓病等のたばこ病に罹患する確率が高くなることは、世界的レベルで証明されているといってよく、「健康を損なうおそれがあります」などという曖昧表現はごまかし以外の何物でもないからである。

さらに、現在の表示のなかで問題なのは、「吸い過ぎに注意しましょう」という表現である。この文言を素直に読めば、吸い過ぎなければ大丈夫というお墨付きを与えているとも読めるのであり、これは消費者に対して正しい情報を与えていない、むしろ喫煙に対する消極的安全宣言とも言える。これでは、消費者に対する情報としては、不完全、不十分というだけでなく、このような表示自体許されないやり方と言わなければならない。

例えば、日本で売られているマイルドセブンには、前に見た「吸い過ぎに注意」というような表示をして販売しているのに、その同じマイルドセブンが外国で売られる時には、「肺がんの原因となる」とか、「心臓病の原因となる」などと表示されていることである(図1-2)。このように、外国の消費者には、このたばこを吸うと肺がんや心臓病の原因になると警告しているのに、日本の消費者には、そのような警告をしていないということは、日本の消費者には、喫煙に関する正しい情報を与えていないということになる。正しい情報が与えられていないということは、喫煙に関する消費者の選択権が奪われているということになる。だから、「喫煙者は自業自得」ではないかという人がいるが、これは本当は正しくない。情報が与えられていないところに、正しい自己決定はないと言うべきだからである。

また、喫煙に関する情報がマスコミ等で報じられるようになっているから、消費者は喫煙の有害性を知るようになっているという議論がなされることがある。しかしこの議論も正しくない。有害商品の製作者の製造物に対する責任は、その商品自体にきちんとその有害性についての表示をすることが法的義務として負わされるのであって、一般的に情報があるということとは次元が異なる。その点を混同すべきではない。

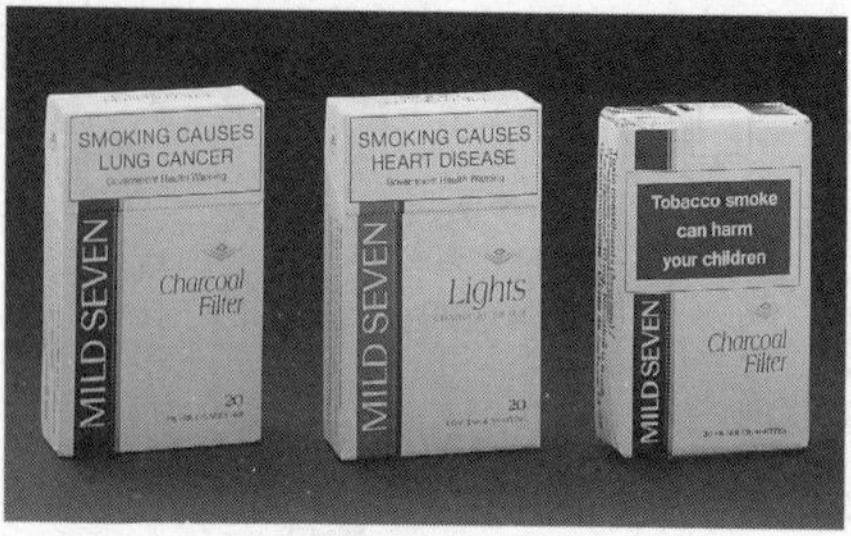

図1-2　外国で売られている
マイルドセブンの警告表示

外圧に屈した日本

日本は、発展途上国、第三世界へたばこを輸出し、それらの国々の若者にニコチン依存症患者を作って、貧しい人々から収奪するという犯罪的行為をしているという意味では加害国である。元東京新聞論説委員の花井喜六氏は、一九九八年七月カンボジアを訪ねた時の感想を、論説「たばこに国際規制を」(『禁煙ジャーナル』No. 106)の中で次のように書いている。

「去る七月下旬訪れたカンボジャの首都プノンペンでは、投げ縄を手にした牧童を描いたマルボロの大看板がビルの屋上にそびえ、目抜き通りの商店街は軒並みマイルドセブンの真新しい看板を掲げていた。カンボジャの一人当りのGNPは二六八米ドル(九七年推定)で東南アジアで最低の貧乏国だ。警官、教師など公務員の給料は月一〇ドルから一五ドルという低賃金。その貧しい庶民のふところをねらって、WHOが有害と警告する商品を売り込もうとする。日本を筆頭に先進各国は、内戦で崩壊したカンボジャ経済再建のため多額の援助をしている。その一方で、先進国が規制を強めているたばこのはけ口にしようとしている」

と怒りをあらわにしている。

他方、日本はアメリカからターゲットにされてきたという意味で被害国の面もある。一九八六年七月二四日、アメリカのタカ派の政治家として知られるジェシー・ヘルムズ上院議員が当時の中曽根首相に親書を送り、アメリカたばこのシェア拡大を迫っていたことが判明した。在日アメリカ大使館から国務省に打電されたテレグラムのコピーが、マサチューセッツ州公衆衛生局のG・コノリー博士から、日本の嫌煙権の市民運動関係者に送られてきた。その要旨は次のとおりである。

「私は、閣下が合衆国の紙巻きたばこが日本の市場で特定のシェアをもてるようになる予定表を設定するため、はっきりした約束をなさることを強く求めます。私は、これから一八か月以内に二〇%という目標を提案したいと思います。(中略)米国の製品に対して日本の門戸が開かれているという目に見える実例を挙げることができるならば、議会内では貿易上の反日感情を食い止めるよりよい機会をもてるでしょう」

このヘルムズの中曽根首相への手紙に続いて、当時のレーガン政権は、大統領令三〇一条(不公正貿易国の特定と制裁)を武器に、一九八六年九月までに、もしも対アメリカ関税が取り除かれない場合は、日本製品に課すべき税率のリストを準備すると日本を脅した。

日本は、自動車、電子機器、工作機械など、アメリカ市場を必要としていた。結局日本は、このアメリカの圧力に抗しきれず、それから一か月もしないうちに降伏し、「外国たばこに対するすべての関税を停止し、たばこ流通と価格協定に関する制限を緩和する」と発表したのである。それから急激にアメリカたばこのコマーシャルがテレビに溢れた裏には、このような政治的取引が隠されていたのである。当時、アメリカたばこの日本のシェアは二%足らずであったが、翌一九八七年には九%を越え、八九年には一四・二%に急上昇していった。ここにも外圧に弱い日本の実態があったといえよう。しかしそのつけがわれわれ国民にまわされることを考えると、対岸の火事を見ているようなわけにはいかないのである。

なお、在日アメリカ大使館から国務省に打電されたテレグラムには、別の内容のものも含まれている。

その内容は、日本の厚生省が喫煙の健康影響に関する政策を決定し、専門委員会を発足させたこと、一九八七年に第二専門委員会を発足させる計画があること、この第二専門委員会は外国たばこを排除する政策を勧告し、その勧告が受理される恐れがあること、特に「対策」を検討する第二専門委員会は危険である、などとなっている。

アメリカ政府は、国内では積極的喫煙規制対策を実行していながら、日本の喫煙規制対策を監視し、ブレーキをかけようとしていたことが読み取れる内容のテレグラムである。これは今から一〇年以上前の出来事であり、今日とは世界の状況が大きく変わってきている。喫煙問題を論ずる国際会議でも、アメリカの自分本位のやり方に対する批判が続出しているので、こういうやり方は今後抑制されるであろう。むしろ、自国だけよければよいというようなやり方は通用せず、世界的見地に立っての国際基準を定める国際条約の締結という方向が遠くない将来実現することになろう。

台湾、韓国への圧力

アメリカのたばこ会社は、自国内のたばこに対する風当たりの強さに抗しきれない状況で、その立場は最近の裁判での巨額和解に至ってますます厳しくなっている。このような国内の状況については、アメリカ政府も既に一〇年以上前から察知していて、アジアをターゲットにし、日本をはじめ、韓国、台湾などアジア諸国へ政治的工作を弄して、アメリカたばこのシェア拡大を迫ってきたという歴史がある。

レーガン政権は、大統領令スーパー三〇一条で日本を脅して成功を収めてから三か月後、同じようにスーパー三〇一条で台湾を脅した。台湾も結局アメリカの圧力に抗しきれずに、それまでの輸入たばこに対する強力な規制を緩和した。翌一九八七年、アメリカたばこは、早くも台湾で一億一九〇〇万ドル、約五〇億本を売り上げたのである。また外国たばこに対する規制緩和の結果、アメリカたばこだけでなく、イギリスたばこもそれまでの四倍の売り上げになり、日本やドイツのたばこも売り上げを伸ばしている。

韓国はどうであろうか。アメリカは、一九八六年、韓国との間で次の内容の政府間協定を結んだ。

①韓国人による外国たばこ所持の合法化
②政府によるたばこ独占を民有化する立法
③韓国のたばこ市場の一%まで外国企業の販売を認めること

この協定は国民の反発を招き、街頭抗議行動やボイコット運動が起こった。そこでアメリカ通商代表部(USTR)は、韓国での外国たばこの販路拡張を求めて圧力をかけ、アメリカの要求を入れなければ、韓国の繊維製品輸出に打撃を与えると脅した。結局一九八八年に合意が得られたが、韓国も台湾に続いてアメリカの政治的圧力に屈した形になった。

このような状況に危機意識をもったアジア諸国の医学専門家、政治家、反喫煙運動家のメンバーが、一九八九年六月一二日、台湾で「アジア太平洋たばこ対策会議」(Asia Pacific Association for the Control of Tobacco 通称APACT)を結成し、多国籍企業との対決姿勢を強めている。

外圧と闘ったタイ

タイは、かつての日本、台湾、韓国と並んで、国家独占企業によるたばこ専売である。タイでは、長年にわたって外国たばこの輸入を禁止してきた。

そのタイがアメリカ政府のターゲットにされる。一九八九年、タイのリゾート地パタヤとワシントンで交渉がなされたが、タイはアメリカの圧力に屈せず抵抗し続けた。交渉は暗礁に乗り上げたまま、アメリカはついにジュネーブのGATT（関税と貿易に関する一般協定）に提訴した。一九九〇年九月、GATTは、アメリカの訴えを認め、「輸入紙巻きたばこに高い関税をかけることはGATTの原則に反する」との結論を出した。

タイはこれに対抗する措置として、たばこ広告の全面禁止、未成年者喫煙禁止法など次々に法的規制を強化し、国際たばこ企業と断固闘っている。その後タイでは、国民の怒りが治まらず、「アメリカ合衆国政府は、自国民を守るためにはタバコ産業の新たな策略や野放図な広告を規制している。にもかかわらず、タイ政府が同じようにして自国民を守ろうとしているのに、われわれの権利を認めようとしないのは恥知らずだ。それは倫理も道徳も拒否する二枚舌だ」との抗議声明を出したことなどが伝えられている（ティム・ヒューワット著『現代の死の商人』一五〇頁以下）。

ＡＰＡＣＴの参加国は、タイを全面支援しており、文字どおり国際的たばこ戦争の様相を呈している。

中国が標的

フィリップ・モリス・アジア社の副社長は、「西暦二〇〇〇年におけるたばこ産業の将来像は、中国抜きに考えることはできない」と語ったと伝えられている。

多国籍たばこ企業は、中国に最大の狙いを定めていることは間違いなく、第二のアヘン戦争の様相である。

暗殺されたケネディ二兄弟の末弟のエドワード・ケネディ上院議員は、「生命を救う医学の進歩のため、合衆国は長い間称賛の的であったが、今やタバコ会社の戦闘的な広告のために、第三世界では病気と死の輸出国という悪評を得つつある」と語ったことでも知られている。

アメリカ下院たばこ輸出促進策禁止法案可決

ロイター時事通信によると、アメリカ下院は、一九九七年九月二六日、政府によるたばこ輸出促進政策を禁止する法案を可決した（九月二七日付読売新聞）。

民主党のジョン・ルイス議員は、「公的資金を使って他国での喫煙を促進するようなことを許してはならない。どうして毒を輸出することができようか」と主張したと伝えている。一九九五年の農務省の推計によると、アメリカのたばこメーカーの総生産量は約七四六〇億本で、このうち二三一〇億本が輸出された。輸出は八四年から九五年の間に四倍近く増加しているとのことであり、これは、前に述べたようにアメリカ政府が八〇年代に日本をはじめ韓国、台湾などアジア諸国に対してたばこ市場の開放を求める政策を強引に進めたことが背景にあるのは明らかである。下院の決議は、アメリカの良心の表れとも言えるが、国際世論の団結をさらに強めてアメリカ政府のエゴを封じ込めていかなければならない。

アメリカ、スーパー三〇一条復活

最近アメリカの注目すべき動きがある。通商代表部のバーシェフスキ代表は、一九九九年一月二六日、不公正な貿易政策をとる国に対して制裁を課すことができるとする大統領令のスーパー三〇一条を復活すると発表した(一月二七日付朝日新聞)。このスーパー三〇一条は、二年前の一九九七年末で失効していたものであるが、アジアの経済危機でアメリカのアジアへの輸出が激減し、貿易赤字が過去最高水準に達したために取られた政策転換と考えられる。アメリカは、このスーパー三〇一条を根拠にして、新たに新天地のアジア諸国へのたばこの輸出拡大を狙ってくる可能性があり警戒を要する。

たばこか健康か——フィリピン会議

一九九八年一一月二三日から二六日まで、フィリピンのスービックベイで、「第五回アジア太平洋たばこ対策会議」が開催された。今回の会議には、二二か国から三三〇名が参加して開かれた。

会議の冒頭、WHO西太平洋地域事務局長のS・T・ハン博士が次のスピーチを行なった。

1 WHOとして、たばこ規制対策に多くのエネルギーと資材、人材をつぎ込んできたが、アジアの国々では、たばこの広告がはびこり、子どもや女性が標的にされている。

2 たばこ産業は、一九九一年から二〇〇〇年に三三%の売り上げ増を計画している。この地域の人口は、二〇二五年までに五億人の増加が見込まれているので、現状の喫煙率が維持されると、必然的にたばこ産業の思う壺となる。

3 たばこ消費増加の可能性として、未成年者がたばこを買える経済力がついてくること、女性を標的としたたばこ広告が功を奏すること、たばこ産業がスポーツ、芸術、ポップ・コンサートなどのスポンサーとなっていること、などが考えられる。

4　今後、各国は、たばこの害をもっと認識してほしいし、たばこ病以前の病気と闘っている国を支援しながら、その隙間から侵入してくるたばこ産業の策略を暴露し、禁煙教育の徹底をはかっていきたい。

会議の最終日、次のスービックベイ国際宣言がなされた。

前　文

たばこが依存性のある物質であり、若年死を招く原因として最も重要かつ予防可能であることを念頭におき、アジア・太平洋地区の国々が現在紙巻きたばこの世界生産量の半分を消費しており、今後二〇年ないし三〇年間、たばこに起因する疾病の劇的増加に苦しむであろうことを認識し、たばこ問題に関するたばこ産業の欺瞞とごまかしに留意し、たばこに起因する医療その他のコストの補償をたばこ会社に要求する訴訟と判決に注目し、次の提案をする。

1　すべての政府は、「WHOたばこ対策国際枠組条約」を積極的に支持する。

2　IMF、世界銀行、地域開発銀行及び国際機関は、健康に影響を及ぼす全てのたばこ関連経済・通商事項の決定に関して、WHOと協議する。

3　各国及び地域は、輸入たばこに対して輸入国が差別的取り扱いをした場合以外は、大使館・通商代表事務所などを通じたたばこ問題に関する干渉を行なわないという米国の例に従う。

4　たばこ産業を多国間投資協定、その他提案中の国際的合意から除外する。

5　すべての国と地域からたばこ広告を排除する。

6　すべての国と地域は、子どもや大人が無煙環境で生活し、働き、遊ぶ権利を確認する。

7　広告排除の一段階として、文化保護と環境保全に関する国際機関は、その管轄下にあるすべての地域からたばこ広告を排除する。

8　すべての国及び地域は、法規制、教育、課税を含む全国規模のたばこ対策行動計画を策定し、実施する。

9　国及び地域は、たばこ会社に対し、たばこに起因する医療その他のコストの補償を求める訴訟を起こす。

10　すべての国及び地域は、たばこ会社に対し、たばこ使用のリスクの全面開示を要求する。

11　各国政府及び地域の機関は、たばこ対策及び調査のためのアジア・太平洋センターまたはネットワークを設立するために協力する。

12　国及び地域は、たばこ密輸を排除するための対策を協力して行なう。

13　すべての医療関係者、政治家、科学者及びその研究所は、たばこ産業からの資金、個人収入、援助を拒否する。

（翻訳・宮崎恭一氏）

ベルギー議会、たばこ広告禁止法可決

ベルギー議会上院は、一九九七年一一月二八日、国内でたばこ広告を全面的に禁止する「たばこ広告禁止法」を可決した。下院での議決を経ているので、同法は法律として成立し、一九九九年一月から施行された。同法は、たばこ専門店と新聞スタンドでたばこ販売表示を認めるほかは、新聞広告をはじめ、看板やポスターを街頭、スーパー、パブ、スポーツ大会会場などに掲示することを禁止している。たばこ会社は、自動車レースのベルギー・グランプリのスポンサーも降りることになったと報じられている（一一月二九日付読売新聞）。

たばこと環境破壊

オーストラリアのシドニー大学のＳ・チャップマン教授らの論稿『第三世界のたばこ対策』は、一九七〇年から八五年までの一五年間に、第三世界八〇か国・地域の紙巻きたばこの消費量が急増したと指摘している。例えば、紙巻きたばこの一人あたり消費量が、アフガニスタンで約三・三倍、エジプト約三倍、シリア約二・七倍に急増したという。一般に第三世界は極度に貧困な社会である。子どもたちの栄養不良、伝染病など深刻な問題をたくさん抱えている。ところがアメリカやヨーロッパなどからこれらの国々に輸出されるたばこは、高ニコチン、高タール含有のたばこといわれており、国際消費者機構（ＩＯＣＵ）の国際会議などでも、この点についての告発がなされている。

一九九九年二月二八日放映のＮＨＫスペシャル「世紀を越えて・欲望のアマゾン」が、資源争奪の二〇世紀を総括してアマゾンの森林破壊を取り上げた。その破壊の範囲は、すでに日本全土の一・五倍に達しているとのことで、地球全体の温暖化等にも深刻な影響を与えるほどに立ち至っているといわれている。

ところで森林破壊について関心のある人でも、第三世界の森林破壊が、実はたばこと深い関係があるということに気づいている人は少ないのではなかろうか。一九八九年八月一八日から二一日まで埼玉県大宮市のソニックシティビルで開催されたアジア太平洋消費者会議にアフリカのジンバブエから参加したチャズ・マブィヤナーディブィスさんは、次のように語った。
「ケニアやタンザニアでは、たばこをねかせる処理のために、燃料源である国内の薪の一〜二％が消費されている。マラウィでは三分の一がたばこのために消費される。このため森林が伐採され砂漠化がすすんでいる」

この会議に出席した海外の代表者から、第三世界諸国に攻撃的な宣伝販売を行なっている日本たばこ（JT）が名指しで告発されたことを記しておく。

佐賀大学農学部の細川弘明氏（文化人類学）は、三省堂「ブックレット」（一九九三年）の論説「かわずのエコロジー」の中で、森林破壊の原因にふれ次のように記している。

「WHO（世界保健機構）の最近（一九九〇年）の推計によると、世界中で薪として伐採される樹木のうち、信じられますか、重量にして実に八割もが、タバコ葉乾燥用の燃料として商業的に用いられている。これは、地球上の森林伐採総面積の一二％に相当し、毎年毎年、長野県ふたつ分もの森が、タバコの葉っぱを乾かすだけのために消えていることになる」

第2章　現代人とたばこ病

たばこ病で倒れた人々

版画家の池田満寿夫氏は、一九九七年三月八日、六三歳で心不全のために亡くなった。氏は亡くなる一ヵ月前の一九九七年二月六日号の『週刊新潮』にエッセーを書いている。それによれば、四四年間喫煙し続けた氏は、アメリカにいた時一度やめようと思ったが、その苦しみ、ただごとではなく三日間地獄をさまよった。それに懲りた氏は、いかに人に言われても、風邪を引いても、体調が悪くても、たとえ死んでもたばこははなしませんと決心し、吸い続けてきた。

ところが、今回は状況が違った。激しい咳のあと一ぷくするつもりで火をつけたが、煙をのみ込むことができなかったという。「これは余程体調が悪いに違いない。四十四年もタバコを喫い続けて来て、こんなにあっさりとやめられるはずがない。このまま止《や》めてしまったら時に対して申し訳ない」、「今の状態だと自然に止めることになる。勿論そうありたいと望むようになった。だが、まだ分らない」。一九九七年三月一三日付朝日新聞天声人語は、池田氏のこのエッセーを紹介し、「タバコの持つ呪縛、危うい予感から逃れるかのように、ひたすら彼は陶器を焼き、絵を描き、文をつづった」と書き、最後に「一種の遺書ともいえるだろう。われとわが身に置き換えて、心がうそ寒くなる人もいるかもしれない」と結んでいるのが意味深長で印象的である。

俳優の石原裕次郎さんも一九八七年七月、肝臓がんと解離性大動脈瘤のため五三歳の若さで亡くなった。肝臓がんは、肺がん、膵臓がんとならんで、いったん罹患したら治癒するのが難しい「難治がん」といわれる。裕次郎さんはさらに解離性大動脈瘤にも冒されていたが、この病気の主な原因がたばこであるというのは案外知られていない。その死亡率は、発病一週間以内で六〇％、六か月までで九〇％といわれるほど恐ろしい病気である。たばこ好きだった彼の棺の中に、たばこを入れてあげたという遺族関係者の哀悼の言葉が新聞に載っていた。その傍《かたわ》らに、「解離性大動脈瘤の予防策は、たばこを絶対にやめること」という心臓専門医の談話が並んでいた。裕次郎さんがたばこを手にしている写真を雑誌などで目にした覚えがあるが、そのたばこで命を落としたと思われるのは惜しまれる。

その他、たばこ好きの多くの著名人がたばこ病と思われる肺がんなどで若くして次々に亡くなっている。俳優の川谷拓三さんや、作家の立原正秋さん、五味康祐さん、松本清張さん、柴田錬三郎さん、開高健さん、漫画家の石ノ森章太郎さんらも皆たばこ好きだったようで、この方たちの早すぎる死にたばこが関連しているのではないかと思うと惜しまれる。

たばこは毒の缶詰

たばこの煙の中には、四〇〇〇種類の化学物質が含まれ、そのうち発がん物質などの有害化学物質は確認されているだけで二〇〇種類を越えるといわれる。まさに毒の缶詰と言っても言い過ぎではない。

人間の体にがんを作る原因にはいろいろある。ウィルスが原因となって生じる生物作用、放射線などによる物理作用もある。しかし何といっても大きな原因として挙げなければならないのは、発がん性のある化学物質である。ここでは喫煙によって体内にとりこまれる化学物質を取り上げる。

がんが発生するまでには、いくつかの段階があるが、そのメカニズムが解明されてきている。まず、発がん性をもつ化学物質は、呼吸器や消化管で吸収され、その後肝臓で代謝されるときに活性化されると、「近接発がん物質」になり、その後発展した「究極発がん物質」が、細胞のＤＮＡと結合し遺伝子を傷つけるといわれる。例えば、たばこの煙に含まれる代表的な発がん物質のベンツピレンは、体内で代謝されるとベンツピレンジオールエポキシドと称される「究極発がん物質」になり、これが遺伝子に傷を作って細胞に突然変異を生じさせるのである。これはどういうことかというと、毒物を代謝する過程において、さらに強力な発がん物質を自らの体内で造り出すことを意味する。この毒物の代謝に関係する酵素は、「チトクローム p-450」(一酸素添加酵素)といわれており、三十数年前に日本の佐藤了氏(元大阪大学蛋白研究所長)が世界で初めて発見した。この代謝酵素は、遺伝子を包み込む核膜にあり、本来毒物からDNAを守る作用をもつ。ところが、ベンツピレンなどの発がん物質がこのチトクローム p-450によって代謝活性されると、先に述べたベンツピレンジオールエポキシドという強力な「究極発がん物質」が生じ、これが逆にDNAと結合してしまう。このようにDNAと結合した「究極発がん物質」は「付加体」と呼ばれる。出発物質であるベンツピレンの実に四〇〇〇倍の発がん性をもつ物質に変身するといわれる。一般に「DNAの損傷」といわれるのは、このDNAの付加体のことを意味するのである。

そして細胞分裂は発がんを促進することが確かめられているので、細胞分裂の旺盛な幼少時期から青年期にかけては、特に発がん物質を体内にとりこまないようにすることがきわめて大切ということになる。喫煙開始年齢が早ければ早いほど肺がんなどに罹患する確率が高くなることが内外の疫学調査によって報告されているが、「究極発がん物質」の体内における生成が活発な細胞分裂と相俟《ま》って若い人の発がんを特に促進するのである。

またたばこの煙に含まれる化学物質ニトロソアミンは、体内で代謝され「究極発がん物質」になって、これが細胞の遺伝子を傷つけるのであり、発がんの直接の原因物質といわれる。

発がん物質の性質には、大きく分けて二種類ある。「イニシエーター」としての発がん起始物質」と「プロモーター」としての発がん促進物質」である。前者は、細胞の遺伝子に最初に突然変異を生じさせる役割の発がん物質であり、後者は、がん化を促進する物質である。たばこの煙の中に含まれるベンツピレンは、その両方を併せもつ恐ろしい発がん物質なのである。

ニコチンの依存性

ここで、忘れてならないことは、ニコチンの依存性である。今これがアメリカをはじめ世界中で注目されている。

よく喫煙者は「意志が弱くて禁煙できない」などと言う。確かに意志の問題も関係しないとは言わないが、根本的に問題なのは、実はニコチンの薬利作用なのである。そこで、このニコチンとはどういう物質で、それが喫煙者にどのように作用するのか見てみたい。

ニコチンそのものは、依存症の原因にはなるが、発がん性はない。その依存症だが、WHO国際疾患分類（WHO International Classification of Diseases）において、「精神及び行動異常症」として分類されている。薬物依存症専門家は、ニコチンの精神依存性はヘロインやコカインと同等ないしはそれよりも重いとしている。

アメリカ精神医学会の「精神疾患の診断分類マニュアル」は、ニコチンを依存性のある物質として特定し、正式に「ニコチン依存」と命名している。

ニコチン依存は、ニコチンによって生じる物質依存のことをいう。物質依存症とは、その物質を使用し続けることによって生じた精神的、身体的、社会的症状の一群である。

一九八八年のアメリカ公衆衛生総監報告書では、ニコチンを麻薬、アルコールと同様の依存症を作り出す薬物としている。そして喫煙者の七〇％は禁煙を試みるが、成功するのは難しく、一年以内に再びたばこを吸い始める率は五〇ないし七五％にもなり、この再発曲線は、麻薬、アルコールの再発率と近似していると報告されている。

表2-1は、スウェーデンのファガストローム博士が開発した、ニコチン依存度を測定するテストである。1から8の質問に答えて点数を合計すると、ニコチン依存の程度が計れるようになっている。

表2-1　ファガストローム博士によるニコチン依存度テスト

質　　問	回　　答	得点
あなたは起きてから何分後に最初の一服を吸いますか？	30分以内 30分以降	1 0
禁煙車，図書館，映画館など，喫煙の禁止されているところで禁煙するのに，非常に苦労しますか？	はい いいえ	1 0
どのようなたばこをやめるのが一番つらいと思いますか？	朝一番のたばこ その他	1 0
一日に何本吸いますか？	15本以下 16〜25本 26本以上	0 1 2
どちらかといえば午前中に多く喫煙しますか？	はい いいえ	1 0
病気で一日中床についていなければならないようなときでも喫煙しますか？	はい いいえ	1 0
いつも吸っているたばこのニコチン含有量は次のどれですか？	0.9 mg以下 1.0〜1.2 mg 1.3 mg以上	0 1 2
煙を深く吸い込みますか？	全然しない 時々する いつもする	0 1 2

0〜3点：軽度の依存
4〜5点：中程度の依存
6点以上：高度の依存

ダイオキシンを考える

一九九八年に起きた和歌山県のヒ素混入カレー殺人事件は、数人の尊い生命を奪った憎むべき犯罪であることは間違いない。しかし、その恐ろしいヒ素がたばこの煙の中にも含まれていることは案外知られていない。またテレビ朝日の報道がきっかけで、埼玉県所沢市の農作物のダイオキシン汚染騒動が注目を浴びた。このダイオキシンも、たばこの煙の中に含まれていることがわかっている。

福岡県保健環境研究所の松枝隆彦専門研究員らは、一九九四年一一月、「第一〇回ダイオキシン国際会議」で、紙巻きたばこの葉にダイオキシンが含まれていることを発表した。調査対象になったのは、日本を含め八か国・地域で市販されている二〇銘柄のたばこである。一箱あたりの含有料が最も高かったのは英国のたばこで、一三・八ピコグラム（一ピコグラムは一兆分の一グラム）、ついで台湾一二・二ピコグラム、アメリカとドイツがいずれも一〇・三ピコグラムであり、日本のたばこは、六・一ピコグラムだった。

このダイオキシンは、正式名「ポリ塩化ジベンゾパラジオキシン」といい、有機塩素化合物である。ダイオキシン問題は、日本だけではなく世界的な関心事となっている。その理由は、一九九七年二月、WHOの下部機関である「国際がん研究機関」(IARC)が、ダイオキシンを「明らかに発がんと関係がある」としたことにある。WHOは、発がん物質をその寄与の程度によってグループ分けしており、大きい順に1から3に区分けしている。二〇年前は、ダイオキシンを発がんとの関係がほとんど認められないグループ3に入れていたが、一〇年前にグループ2b(発がんの可能性)に格上げし、二年前の一九九七年一気にグループ1に指定した。

しかしながら、実は、ダイオキシンは二一〇種類あり、そのうち動物実験で発がん促進の作用をもつことが認められ、IARCがグループ1に指定しているダイオキシンは「2・3・7・8—四塩化ジベンゾパラジオキシン(TCDD)」という一種類だけで、残りの二〇九種類のものは、発がんとの関係は今のところ確認されていない。

ダイオキシンは、遺伝子を傷つけてがんの初期段階をつくる能力はないことが確認されている。これはたばこの煙に含まれる代表的な発がん物質のベンツピレンと質的に違うところである。ではダイオキシンの何が問題かといえば、その毒性を引き起こすのは、ダイオキシンが細胞内の芳香族炭化水素(Ah)受容体と結合するためと考えられており、その結果発がん物質の作用を強化する酵素の活性化を促すなど、がん化を促進する働きをする。また微量摂取での内分泌かく乱化学物質(いわゆる環境ホルモン)的な作用があるとの懸念も高まっている。しかしまだはっきりしない点が少なくないことも指摘され、情報が乱れている点も否定できない。専門家による調査、検討が急がれる。

むしろ、毒の缶詰といわれるたばこ問題を放置したり、無関心のまま、ダイオキシン問題だけをクローズアップさせるのは不公正であるだけでなく危険である。

たばこ三大病

一九八一年、脳卒中による死亡を抜いて、がん死がついに死亡原因のトップになった。脳卒中死は、一九七〇年の年間一八万一三一五人がピークで、翌年からその数字を下げ、一九九一年には一一万八四四八人にまで下がったが、ここ二〜三年は微増の傾向となり、一九九六年は、一四万二九八人となっている。

これと対照的なのが、がん死である。ほぼ一〇年単位で追ってみよう。一九五〇年のがん死は六万四四二八人、一九六〇年が九万三七七三人、一九七〇年が一一万九九七七人、そして脳卒中を抜いた年である一九八一年が一六万六三九九人、一九九〇年が二一万七四一三人、そして一九九六年が二七万一〇九四人とがん死は鰻のぼりである（『がんの統計』九七年版）。

たばこはがんをはじめ様々な病気と関連している。中でも、肺がん、喉頭がん、肺気腫はた

おけるたばこの発がん性に関する動物実験

実験方法	観察期間	成績
たばこヤニ皮膚塗布		表皮がん，肉腫
たばこ葉粉末吸入	20カ月	肺がん，乳がん
喫煙＋アセチルアミノフローレン飲料	9カ月	肺腺腫
喫煙＋ウレタン飲料	6-12カ月	異型腺腫
強制喫煙	18カ月	扁平上皮化生，腺腫
たばこタール皮下注射	16カ月	皮膚がん，肺がん
強制喫煙1日20本	600日	上皮増生，初期腺がん
喫煙＋パラベンゾキノン吸入	100日	腺がん
3・4 BP気管塗布	12カ月	肺がん（浸潤がん）
気管切開・強制喫煙	12カ月	扁平上皮化生
PAH（20 MC）気管支注入	2-3年	腺がん
20 MC気管支粘膜下注射	12カ月	扁平上皮がん
喫煙＋DMBA	12カ月	喉頭扁平上皮がん
3・4 BP＋20 MC移植気管支注入	12カ月	扁平上皮がん
喫煙＋塩	生涯	肺がん，異型性
アスベスト＋DHPN＋喫煙	生涯	肺がん，中皮腫

ばことの因果関係がはっきりしていることが医学専門家から指摘されている。すなわち、この三つの疾病をたばこ三大病ということができる。

がん研究の権威であった故平山雄博士が四〇歳以上の男女二六万五一一八人を一七年間追跡した大規模コホート（危険因子を共有する集団）研究は、世界的に認められている疫学調査である。「寄与危険度」という指標があるが、これは、喫煙が例えば肺がんに対し、原因の何％を占めているかの割合を示す。平山博士の疫学調査によれば、毎日喫煙者の寄与危険度は肺がんの場合七一・五％、喉頭がんは九五・八％となっている。また非喫

表2-2　わが国に

報告者(報告年)	対象
近松寅三(1932)	ウサギ
浜崎幸雄(1966-67)	マウス
竹本和夫(1966)	マウス
(1966-70)	マウス
内藤三樹郎(1968-69)	マウス
高山昭三(1968)	マウス
滝沢延次郎(1968-69)	マウス
井出源四郎(1971)	マウス
平尾文男(1974)	ウサギ
東医大肺がんグループ(1975)	ウサギ
(1976)	イヌ
(1977)	イヌ
小林延年(1976)	ハムスター
(1979)	イヌ
軽部敏明(1989)	マウス
吉村・竹本(1991)	ラット

煙者の女性が肺がんになったケースでは、妻の肺がん死に対する夫の喫煙の寄与危険度は三一%となっている。

　以上は、疫学調査から見た喫煙とがんの関係であるが、たばこの発がん性についての動物実験も外国及び日本で行なわれている。たばこ煙濃縮物をマウスやウサギの皮膚に投与した実験では皮膚がんが発生しているし、ラットの肺内注入では肺がんが発生している。これまでになされた日本のたばこの発がん性に関する動物実験の結果の要約を表2-2に示す。たばこの発がん性に関する世界的レベルの動物実験もたくさんある（厚生省編『喫煙と健康』五八頁参照）。

肺がん

　がんの中では肺がんが急増しており、一九八七年に三万一七〇〇人であったものが、一九九六年には四万六〇〇〇人を越えた。そして一九九三年、ついに男性の肺がん死が、がん死のト

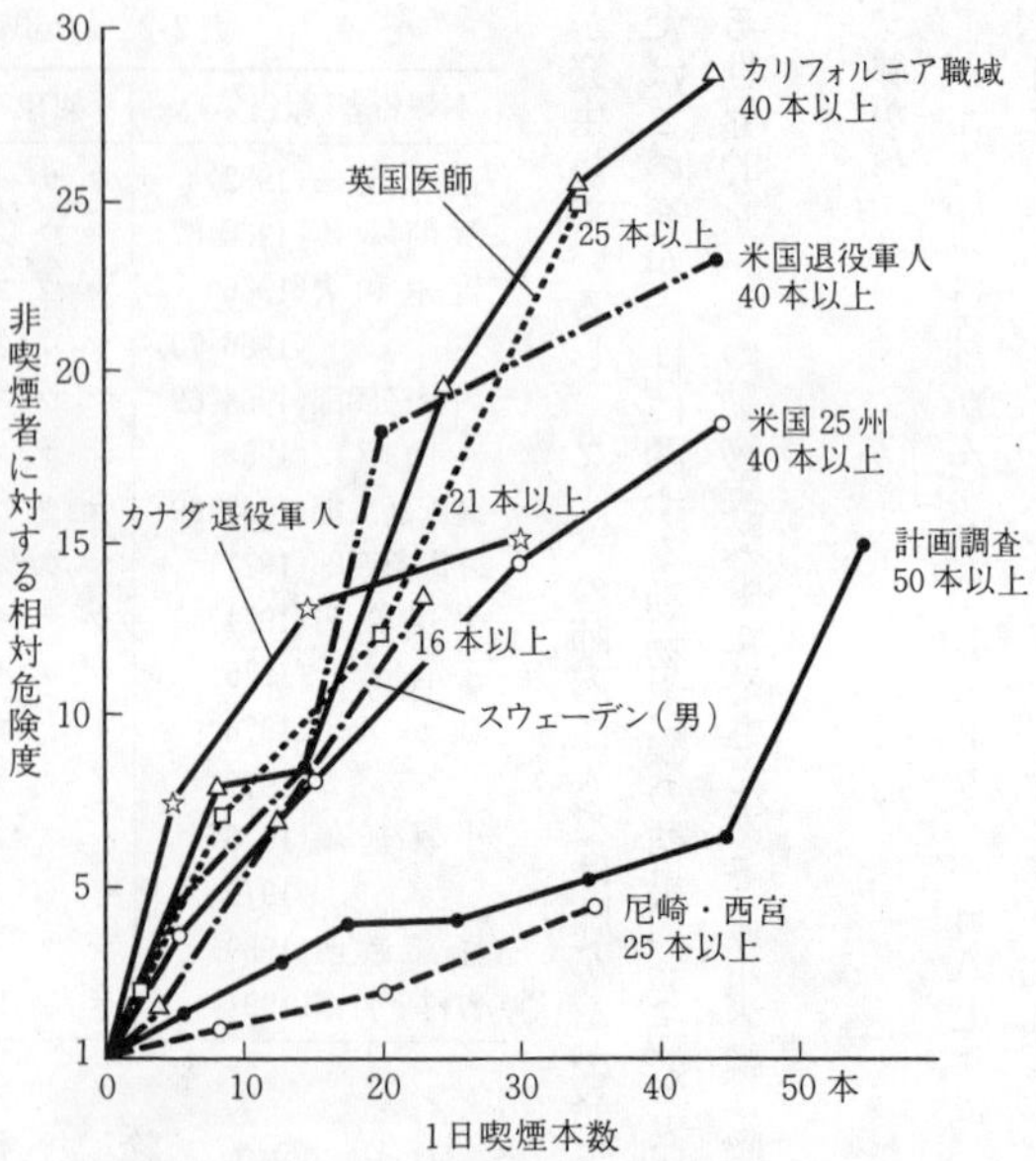

図2-1　世界各地で行なわれたコホート調査から見た喫煙本数と肺がん死亡リスクの関係

ップに躍り出た。疫学の専門家は、男性肺がん死亡が二〇〇〇年を境にがん死のトップになるだろうと予言していたが、現実はその予言よりも七年も早く到来してしまったことになる。

さて、世界各国でのコホート研究の結果、どこの国、どの集団についても、喫煙本数と肺がん死亡リスクの間に、量—反応関係が見られる(図2-1)。

特に重要なのが、喫煙開始年齢である。たばこを吸い始めた年齢が低いほど肺がんのリスクが大きいことがつきとめられて

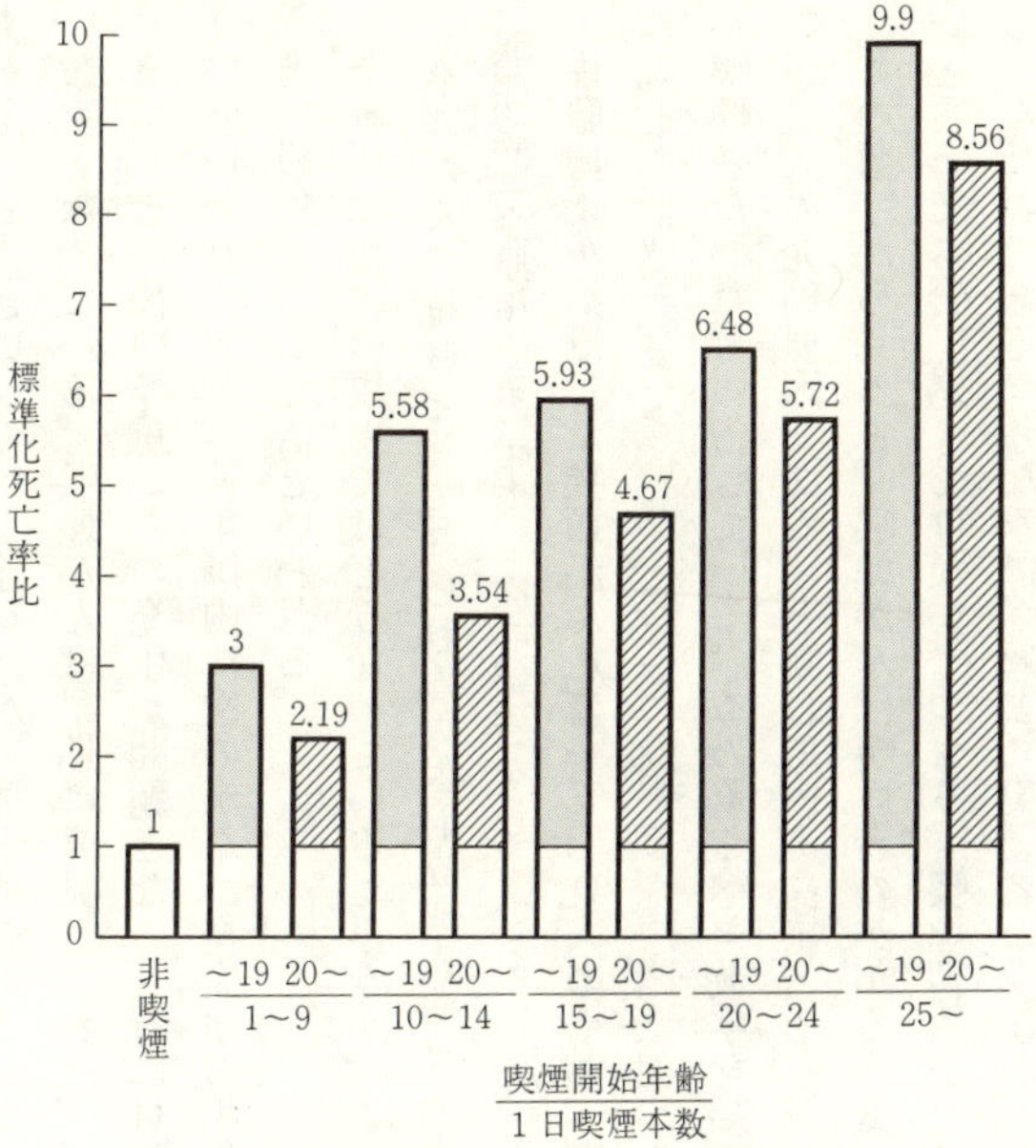

図2-2　喫煙開始年齢別，1日喫煙本数別肺がん標準化死亡率比(男性；計画調査，1966〜1981)

いる。また、その関係は喫煙本数別に見ても成り立つことが確認されている(図2-2)。図は、下が喫煙本数、上が喫煙開始年齢(一九歳以下と二〇歳以上で比較したもの)である。それぞれ比較すると、どの喫煙本数をとっても、喫煙開始年齢が低いほど肺がん死亡リスクが高いことがわかる。

喉頭がん

たばこ病といえば、一般にすぐ肺がんを思い浮かべるが、実は喫煙と喉頭がんの関係の方がもっと大きい。先にも述べたが、疫学調査によれば、その寄与危険度はほぼ一〇〇%に近い数字となっている。喉頭がんは早期に発見されれば、局所切除やレーザー治療によって治癒するが、その後の多重がんの発生が問題となる。特に口腔咽頭がんや食道がんなどとの重複が多いといわれており、一年以内に次のがんが発症する相対危険度は、例えば口腔咽頭がんでいうと一般集団の二七倍といわれる。

それでは臨床の現場ではどうなっているだろうか。ここに驚くべき臨床報告がなされている。喉頭がんの権威として知られる大阪府立成人病センター元総長の佐藤武男博士は、その著『喉頭癌』(金原出版)の中で、次の報告をしている。

佐藤博士が治療した喉頭がん患者一五〇九人のうち、喫煙者が一四六九名であり、喫煙者率は九七・三%だったという。特にその中で、声門上部がん患者七三六名のうちでは、七三一名が喫煙者だったと報告している。この驚くべき数字を紹介した後、著者は「喉頭癌発生には喫煙が最大の発癌要因である」と断じている(同書六七頁)。

この数字から見ると、喉頭がんは喫煙者のかかる病気であり、非喫煙者はほとんど罹患しないと言っても言い過ぎではない。つまり、喫煙習慣がなくなれば、喉頭がんはほとんどなくなるがんなのである。ちなみに、過去に喫煙者の少なかった女性の喉頭がん患者はまれである。

肺気腫

肺気腫は、これまで高齢者の喘息と間違われていた時期が長く続いた。しかし、現在では、この病気はたばこ病関連疾患の代表とされる。肺気腫は慢性閉塞性肺疾患（COPD）を構成する一病型として知られており、世界的傾向としてCOPDの死亡率、有病率は増加の傾向にあるといわれる。肺気腫の臨床像としては、呼吸困難、閉塞性換気障害、呼吸不全、低栄養状態などが特徴とされる。しかも、肺がん、胃潰瘍、肺炎などとの合併症が多く、いったん発病すると治りにくい疾患である。

肺気腫の病理は次のように考えると理解しやすい。肺の末端には約三億個の肺胞があり、この肺胞で二酸化炭素と酸素のガス交換がなされている。ところがたばこの煙がこの肺胞に入ると、防衛のため細胞が活発になって、たんぱくを分解する酵素を出す。他方その酵素を抑制する酵素があるのだが、双方のバランスがくずれた結果、たんぱく分解酵素が肺胞の壁を破壊してしまう。こうして、壊された肺胞が互いにくっついて大きな肺胞になる。正常な肺胞と比較すると、さしずめ肺胞の虫喰い状態を想像させる（図2-3）。その結果どうなるかというと、二酸化炭素と酸素のガス交換がうまくいかなくなり、呼吸が苦しくなるというわけである。

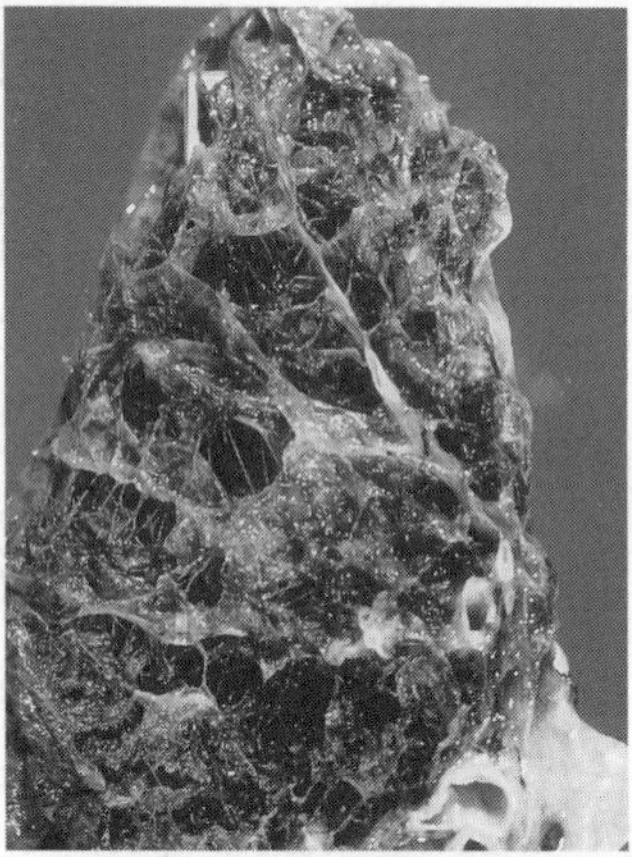

図2-3　重症の肺気腫．長期の喫煙により肺胞が破壊され多数の膿胞が形成された肺の割面（淺野牧茂氏提供『たばこは全身病　女性編』少年写真新聞社）

東京都老人医療センター呼吸器科医長の神野悟氏らは、一九七八年から一九九二年にかけて同センターで死亡した男性一九四〇人、女性一七九一人の合計三七三一人の解剖記録を分析している。それによると、これらの死亡者のうち、五一・四％に肺気腫が確認され、そのうちの重症度の分布は、男性で、軽度三一・六％、中等度一五・八％、高度四％であった。一方女性では、軽度一三・七％、中等度三・七％、高度〇・八％であり、合計一八・二％に肺気腫が確認された。つまり、病理学的に中等度以上の肺気腫は、男性の一九・八％、女性の四・五％に認められたということである。

神野氏らの解剖記録所見によると、高度の肺気腫と判定された九二例のうち、詳細な臨床記録の調査が可能であった五三例について死因を調べたところ、呼吸不全憎悪三八％、肺炎九％、肺がん死四％、肺がん以外のがん死八％、消化管出血六％だった。

そして、生前の平均的喫煙量を Brinkman 指数（一日の喫煙量×年数）で見ると、男女とも喫煙量の増加につれ重症の肺気腫の頻度が高いと報告されている。病理学的に肺気腫と喫煙との関係が明らかにされたという意味で、大変重要な調査報告である。

神野氏らは、この解剖記録所見の最後に、一般臨床医に対し次のように注文をつけている。「一般臨床医の間では、肺気腫に対する関心がなお乏しく、このことが診断率を低値にしていると推定される。かかる統計結果は、肺気腫が喫煙者に特有であるということを考慮すると、禁煙の啓蒙運動はまずもって一般臨床医に向けられるべきであろう」

一九九八年四月二日付朝日新聞で、「慢性肺気腫　喫煙が原因のほとんど」という解説記事を書いた田辺功記者は、神野氏らの病理学所見やアメリカの胸部疾患学会の喫煙と肺機能低下に関する相関図を紹介する記事の冒頭で、「たばこに関係の深い病気といえばすぐ、肺がんや喉頭がんが思い浮かぶ。これらに劣らず多いのに、あまり知られてないのが慢性肺気腫だ。男性なら定年前後から駅の階段の上り下りが苦しくなり、息切れなどの症状が出てくる。喫煙者のみなさん、あなたは大丈夫ですか」と注意を呼び掛けている。

確かに、医師の喫煙者率は一般の喫煙者率よりも低いとはいえ、欧米の水準からはほど遠く、日本の男性医師の三〇％近くが未だ喫煙者であるとの報告もある。旭川医科大学の並木正義教授（消化器内科）は、二〇年ほど前、専門家向けの医学界新聞に「たばこをのむものは医者として失格である。無神経なたばこのみに立派な医者はいない」と医師に禁煙の呼び掛けをした。この時の新聞記事（一九七八年二月一二日付朝日新聞）は、脳神経外科医の川野正七氏（現九州禁煙協会代表）の「脳神経外科では、顕微鏡を使う細かい手術をする機会がよくありますが、これは、ちょっとした指の震えが患者さんの命にかかわります。私が顕微鏡下の手術を教わったスイスのヤシャルギー教授は、たばこを吸う人にはこの技術を教えませんでした」という談話、名古屋保健衛生大学の梅田博道教授（呼吸器内科）の「長年、呼吸器病の患者を見てきたが、たばこを吸わない肺気腫患者、慢性気管支炎患者には一人も会ったことがない」との談話を載せている。

難聴の危険性

一九九八年六月三日付朝日新聞によると、アメリカのウィスコンシン大学のカレン・クルックシャンクス博士らは、国内に住む四八歳から九二歳の三七五三人を対象に喫煙歴と難聴との関係を調査した結果、喫煙者はたばこを吸わない人に比べて、老化に伴う難聴の危険性が七〇%も高いことがわかったという。博士によると、喫煙本数が多いほど難聴になりやすい傾向があったほか、喫煙者と同居している非喫煙者も難聴になりやすいことが突き止められたという。博士らは、喫煙により聴覚器官への血行が妨げられることが難聴の原因となりうると推測している。

成人病から生活習慣病へ

一九九七年、厚生省は、これまでの「成人病」という名称をやめ、「生活習慣病」に改めた。これは、単なる名称変更などという軽いものでは決してなく、重大な行政のミスを悔い改めるというほどのコペルニクス的転換なのである。

厚生省保健医療局疾病対策課監修の『成人病のしおり』九六年版に「成人病の由来」というコラムの欄がある。それによると、成人病という言葉は、厚生省が昭和三〇年代初頭より用い始めた行政用語であった。そして成人病とは主として、脳卒中、がんなどの悪性腫瘍、心臓病など、四〇歳前後から急に死亡率が高くなり、しかも全死亡の中でも高位を占め、四〇〜六〇歳くらいの働き盛りに多い疾患であると説明されている。

この説明が示しているように、がんや心臓病には、文字どおり成人になってからかかりやすくなるということが前提とされている。だから、四〇代、五〇代になったら検診を受けて健康チェックをしようなどとなるわけである。しかし、この考え方の根本に間違いがあった。がんや心臓病は、一定の高齢になってから発病することが多いが、その原因は幼少時、青年期にある。そして、その最も大きな原因が喫煙なのである。その根本のところに目をつぶって、四〇代から成人病を考えるなどということは、問題の本質が何もわかっていないに等しい。日本社会は、そのような馬鹿げたことを半世紀にわたってやり続けてきたわけである。

DNAがんウィルスの研究でノーベル賞を受賞したR・ダルベッコ博士は、一九七五年一二月一二日の受賞記念講演で、「DNA腫瘍ウィルスの分子生物学から癌へ」と題して次のように語った。

「がん化には、未だ解明されていないいくつかのことがあるにせよ、体細胞突然変異はがんの最も基本的な要件であります。変異の役割から見て、人のがんの発生率は、前変異原生物質をできる限り同定し、それらを環境から除くことによって減少させられると思われます。がん予防へのこのアプローチの重要な点の一つは、これらの物質は数多くの検体のスクリーニングが可能な簡単なバクテリアを使ったテストで同定できるので、今からでも開始できることです。この予防の実行の可能性についていえば、たばこは既に予備的スクリーニングで前変異原生物質とされましたが、これは人間の生活には必須ではないのですから除けることは明らかです」

世界的がんウィルスの権威は、既に二五年前に、がん予防の基本として禁煙を明示している。

さて、先進工業国では、いろいろ積極的な喫煙規制対策を展開した結果、喫煙者のたばこ離れが著しい。その結果、肺がんなどのたばこ関連死亡の減少という成果をあげている。しかし、日本では、たばこ対策が後れ、成人男性の喫煙者率は先進工業国では最も高く、最近では若い女性の喫煙増加、子どもたちの喫煙増加も目立ち、日本の将来が憂慮される事態に至っている。

最近医学会で二つの動きがあった。一つは、一九九七年四月一〇日の第三七回日本胸部疾患学会の総会において、次のような喫煙に関する勧告が採択されたことである。

「喫煙による健康障害及び疾病の悪化に関する十分な知見が蓄積されたことを踏まえ、医療従事者及び患者はもとより、広く国民全員に禁煙を強く勧告する」

もう一つは、日本がん疫学研究会が一九九八年一二月に出した提言である。

日本のがんの一次予防にとって、生活習慣の何が重要な要因なのかを考察した結果、一般の日本人の場合、やはり喫煙、多量飲酒、塩分多食、運動不足は、がんの主要なリスク要因であり、野菜・果物、特に緑黄色野菜は、がんの主要な予防要因であることが確認された。そして中でも喫煙は、他との区別が明瞭な単一要因であり、因果関係の確からしさの程度（関連の強固性、一致性、整合性など）が高く、影響する部位も多く、他の予防要因によって喫煙の影響を解消することはできない。日本においては、喫煙にさらされることが多い。これらのことから、日本人のがんに対しては喫煙が最も大きな影響をもつ要因であることを再確認するとした上で、次の提言を発表した。

「日本における、がんなど生活習慣病関連疾患の予防のため、喫煙を始めない(防煙)、喫煙をやめる(禁煙)、受動喫煙を防止する(分煙)よう、個人的にも公的にも努力すべきである」

そして特に政府・行政機関に対し、次の呼び掛けを行なった。

「政府・行政機関は、たばこ税の引き上げ、広告の制限、自動販売機の制限、公的場所における分煙の徹底、健康教育の普及などの対策により、防煙、禁煙、分煙に向かう社会環境を整えるべきである」

がん検診の見直し

一九八五年七月一三日から二週間、筆者は渡辺文学氏(たばこ問題情報センター代表)、牧野賢治氏(元毎日新聞記者、現東京理科大学教授)らと、米国たばこ事情調査団を結成し、ミネアポリス、ニューヨーク、ワシントン、サンフランシスコ、ロサンゼルスの五か所を訪問した。ミネソタ大学医学部のP・コッキー博士からは、「禁煙教育には、一時間の説得よりも、二、三分の説得を二〇回する方が効果的であること、禁煙した人のアフターケアも大切」などの体験談を聞いた。ミネソタ州公衆衛生局のシュアバッカー博士によると、同州の「室内空気清浄法」(一九七五年成立)には州民の九〇%が賛成したこと、スモーカーの八七%も法案成立を支持したとのことである。

ワシントンDCの「喫煙と健康問題対策室」のD・ショップランド博士からは、一九八四年九月の「連邦たばこ表示及び広告法」の改正により、たばこの警告表示が「喫煙は肺がん、心臓病、肺気腫の原因となり、さらに妊娠合併症を引き起こす可能性がある」など、警告の内容がより具体的になったこと、たばこ会社にたばこ添加物のリストの提出を義務づける法律が成立したことなどを聞いた。

アメリカがん協会のスティルマン博士からは、アメリカでは、がん対策の重点が検診から禁煙などの予防に移っていること、亡くなったがん患者二〇〇人の生前の比較研究なども行なっていること、受動喫煙の影響に関する調査もしていることなど、アメリカでのがん予防の多彩な取り組みについて説明を受けた。

ロサンゼルスの保険代理商であるダグラス相原氏によれば、アメリカの生命保険は、非喫煙者の保険料を割り引く制度がとりいれられているとのことであった。

筆者は、帰国後の一九八五年八月八日付朝日新聞学芸欄に「たばこと縁切り急ピッチのアメリカ」と題して、「アメリカでは、肺がんなどの早期発見のための検診は、受診率も低く、発見しても遅いと、既に一〇年前から中止し、第一次予防としての禁煙に的を絞っている」と報告した。

さて、日本の肺がん死を見てみよう。一九五〇年には、肺がん死は一一〇〇人程度だったのが、前にも述べたように一九八七年には三万一七〇〇人に激増し、一九九六年には肺がん死は四万六〇〇〇人となっている。

それでは、日本で長年行なわれてきた肺がん検診でのがんの発見率がどのくらいかというと、概ね〇・〇四%といわれている。これを数字で示すと、一万人を検診して、肺がん発見がたったの四人という計算になる。

一方わが国の最近の肺がん検診受診者は、四〇歳以上の六五〇万人(年間)と知ってあぜんとなる。これだけの膨大な数の検診を実施するために、長年の間、莫大な金と、関係者の膨大な時間や労力が費やされてきた。アメリカでは二〇年以上も前から肺がん検診は中止されているというのに。厚生省の「がん検診有効性評価に関する研究班」は、一九九八年春、「乳がん、肺がん、子宮体がんは検診の有効性が証明されてないか、効果が小さく見直しが必要」とする報告書をまとめた。

筆者は、一九八五年段階で、アメリカがん協会等のがん検診中止の報告をし、日本の検診制度のあり方に警鐘を鳴らしてきた経緯もあり、その後の厚生省の動きに注目していたが、それにしても日本の対応の鈍さには目を覆いたくなる。

ライフスタイルと喫煙

サリン事件の悪夢から数年、あの事件を契機に社会が殺伐として、毒物混入事件など陰湿な事件があとを断たない。オウム事件の時、テレビなどに映し出される信者たちの徹底的に外部の情報を遮断する姿が印象的だった。いかにも特殊な宗教の特異な姿がそこにあるように感じたのは、筆者ばかりではあるまい。しかし、改めて私たちの日常生活を振り返ってみたとき、オウム信者とよく似た言動を喫煙者に見るのである。

例えば、環境問題の論客が、たまたまヘビースモーカーであったりすると、話がたばこのことになった途端に感情をあらわにして、支離滅裂なことを言い出すというケースも珍しくない。

筆者の個人的経験でこんなことがあった。いろいろな話のついでにたばこの害のことに言及ていた。……そして、その論客氏は、突然「おれの人生は太く短くで結構、余計なことは言わんといて下さい」と気色ばまれた。別にその方の個人の喫煙のことをとやかく言ったわけではないのに、そのような反発を受けて面食らったことがある。さしずめニコチンという薬物にマインドコントロールされた薬物依存症患者という感じである。

さて、話を元に戻そう。先の論客氏の「太く短く」というのを考えてみたい。喫煙の影響は、急性被害だけでなく、肺がんなどの慢性疾患の大きな原因となることについての医学データは山ほどあり、それは今や世界の常識であることは前述した。「太く短く」という論客氏の希望とは違って、現実には「細く長く」ということになるかもしれない。肺がんであっという間にあの世に行く、あるいは心臓発作で一巻の終わりということもあろう。しかしバタンの急死でなく、肺や気管その他消化器などがやられて苦しみながら、二〇年も三〇年も寝たまま生き続けなければならないかもしれない。長年の喫煙のため、肺胞が破壊され肺気腫となって、苦しい呼吸に耐えながら生き続けなければならないことも十分ありうる。そうなったら、論客氏の目論見のように「太く短く」というわけにいかず、家族や社会に大変な迷惑をかけることになる。経済的負担をどうするのか。介護する家族はどうなるのか。そう考えると、「太く短く」などという啖呵は、理由のない強がりにすぎず、本当は軽々しく無責任な発言だと言わなければばならない。

これには、後日談がある。実は当の論客氏は、筆者とのやりとりの後も意地をはり続けて喫煙をやめず、一五年後喉頭がんになって声帯を切除したと風の便りに聞いた。まだ五〇代の若さで、現役を退き、家族の世話になっているとのことである。その方の生き方にとやかく言うつもりはないが、身体不自由になってから、失敗したと後悔しても取り返しがきかないということだけは確かであろう。

また、よく喫煙者はこんな弁解もする。「自分の祖父はヘビースモーカーだが、九〇歳まで生きた。だからたばこの害は関係ない。自分は喫煙をやめるつもりはない」

高速道路を歩いても、車にぶつからずに目的地まで行けるかもしれない。たまたまそうなったとして、だから「高速道路を歩いても危険ではない」などと言えば、「君は馬鹿ではないか」と言われるのがおちである。平山雄博士はよくこう言っていた。「喫煙するかしないかは、あたかも高速道路を歩くのと歩道を歩くのとの違いである」

また一〇階建てのビルから落ちた子どもがかすり傷程度で助かったなどというニュースを聞くことがある。だからといって一〇階建てのビルから落ちても安全だなどと言う人はいない。喫煙者の弁解はどこまでいってもむなしい。“Knowledge is power.”（知は力なり）この言葉を思いだしながら、次の思想家の言を紹介したい。

三権分立論で有名なモンテスキューは「自然法試論」の中でこんなことを言っている。「健康ほど貴重なものはなかなかないが、それを保つ真の方法は節度と節制にある。あとで悔いるおそれのあるようなことは何事もせず、常に正しい限度を守ることを心得ることは、正しい目的に到達するために大切である。これが賢明と思慮の標識である。われわれを襲う苦悩に屈しないで、それに平然と耐え、無益な後悔によってその苦渋を増大せしめないということは大いなる利益である。ところが、精神をこの幸福な状態にしておいてくれるものとしては、勇気と忍耐以外になにがあろう」(佐竹寛著『モンテスキュー政治思想研究』中央大学出版部、七四頁)

第3章　受動喫煙の被害

赤ちゃんの突然死

街なかで、生まれたばかりの赤ちゃんを大事そうに抱きながら、火のついたたばこを手にしている母親にお目にかかることがある。乳母車にすやすや寝入っている赤ちゃんの傍らで、たばこを吸う父親の姿を目撃することも少なくない。あまりに無神経な彼らの日常生活に、はらはらさせられる。

赤ちゃんの突然死の原因が解明されつつある。「乳幼児死亡の防止に関する研究班」(主任研究者・田中哲郎国立公衆衛生院母子保健学部長)は、一九九六年一月から一九九七年六月末までの間に突然死した乳幼児八三七人を実態調査した。その結果、父親と母親が喫煙する場合の突然死は、喫煙者のいない家庭と比較して四・七倍も高く、人工乳で育てられた赤ちゃんも母乳で育てられた場合よりも、突然死が同じく四・八倍も高かった。そのほか、うつぶせ寝は仰向け寝と比べて突然死が三倍高かったという(一九九八年六月二日付朝日新聞)。

母親の喫煙が赤ちゃんの突然死に関係ありとする、ペンシルベニア州立医大のリチャード・

L・ナイ博士とワシントン大学小児センターのアブラハム・B・バーグマン博士らの調査報告が既に一九七六年になされている。バーグマン博士は「おなかのなかにいるときや生まれたばかりの赤ちゃんの呼吸器が、ニコチンや一酸化炭素の障害を受け、突然死の下地をつくるのではないか」と分析している。

欧米では、一九九〇年頃から小児科医らが、赤ちゃんの周囲での喫煙やうつぶせ寝をやめるキャンペーンを展開している。その結果、オーストラリアでは、一九八九年の突然死総数四八七人だったのが、一九九四年には二三五人に激減したと報告されている（一九九七年四月二八日読売新聞）。

受動喫煙の毒性は科学的に明らかにされており、心臓機能などが未発達の赤ちゃんを直撃することは十分に理解できる。たかがたばこなどという意識のまま情報に疎いと、いつ我が子に災厄が襲ってこないとも限らない。

東京都北区健康保健推進部の斎藤麗子医師らは、一九九七年度厚生省心身障害研究の一環として、「家庭内の喫煙環境」についての調査を行なった。東京都北区、大田区、品川区、荒川区の四区において実施した乳幼児健診、一歳半健診、三歳児健診の対象者五三四八名に対するアンケート調査の結果は次のとおりである。

①「子どもを抱きながらたばこを吸うか?」との質問に対し、

●生後三〜四か月の乳児の場合で、「吸う」という答えが〇・七%、「時々吸う」という答えが二%。

②「子どものいる部屋でたばこを吸うか?」との質問に対し、

●生後三〜四か月の乳児の場合で、「吸う」という答えが一五・七%、「時々吸う」という答えが一四・九%。

●生後一歳半の子どもの場合で、「吸う」という答えが二九・六%、「時々吸う」という答えが一六・一%。

たばこの煙を環境の面から見たときに環境たばこ煙とも呼ぶが、家庭内の環境たばこ煙の有害性を考えると、この調査報告の示す数字は深刻である。先に赤ちゃんの突然死が親の喫煙と深く関わっているとの内外の調査報告を紹介したのであるが、ことは尊い命の問題であり、もっと実効性ある行政指導が直ちになされる必要がある。

たばこの誤飲

厚生省の「家庭用品をめぐる健康被害報告」(一九九六年度)によれば、子どもの誤飲事故が調査対象の名古屋第一赤十字病院など八病院だけで、合計八二三件にのぼったという（一九九七年一二月三一日付日本経済新聞）。その多さに驚かされるが、たばこの誤飲が圧倒的に多いと聞いて二度びっくりである。

調査の結果、八二三件のうち三九五件（全体の四八％）がたばこの誤飲だったという。次に多かったのが医薬品の一二〇件（一四・六％）で、おもちゃ、電池の誤飲はそれぞれ三〇件台だった。誤飲事故が最も多く発生する時間帯は午後六時から九時までの三時間で、全体の三分の一を占めている。家族団らんの時で親が目を離したすきの事故ということであろう。

たばこの誤飲の場合を年齢別でみると、ハイハイやつかまり立ちをする生後六か月から一一か月の乳児が最も多く三〇〇件だった。

赤ちゃんのたばこの誤飲は生命にかかわるのでその後の処置が大変である。胃洗浄などの処置が施されるケースでは、赤ちゃんの負担は想像を絶する。親の不注意というには、あまりにむごすぎる。親の不注意は言うまでもないが、たばこ会社のこの方面における製造者としての責任問題が論じられる必要もあるのではないか。

次に、厚生省は、家庭で誤飲事故が起こってしまった場合の処置について、のみ込んだ品目別の応急処置と、やってはいけない措置を示している。

①たばこの吸い殻をのみ込んだ場合は、吐かせるのがよい。水や牛乳を飲ませてはいけない。水分を与えると、たばこからニコチンが溶けだし、体内に吸収されるのを促進する恐れがあるからである。

②強酸性や強アルカリ性の洗浄剤、漂白剤の誤飲の場合は、たばこの場合と反対に、水や牛乳を飲ませるのがよい。この場合吐かせると、のみ込んだ時にのどや食道にやけどを起こしている上に、吐いた時に再びやけどし、症状が悪化する恐れがあるからである。

③防虫剤の誤飲の場合は、吐かせるか水分を飲ませるのがよい。牛乳はノーである。防虫剤のような脂溶性物質は牛乳の脂肪分に溶けて吸収を促進する恐れがあるという。

たばこの誤飲も日常の家庭生活の中で起こり、被害者の全てが赤ちゃんなのでここで紹介した。

受動喫煙を考える

喫煙者はみずからの意志で喫煙するが、非喫煙者は自分の意志とは関係なく日常的にたばこの煙にさらされる。その結果受けることになる深刻な健康被害、生命への侵害は非喫煙者に対する人権侵害であると言わなければならない。

非喫煙者がたばこの煙にさらされ吸引させられることを「受動喫煙」という。また「間接喫煙」、「不随意喫煙」、「強制喫煙」あるいは「環境たばこ煙への曝露」などといわれることもある。「強制喫煙」という言い方は、一九八七年一一月、東京で第六回喫煙と健康世界会議が開かれた際、受動喫煙では表現が弱いとの批判が出され、無理矢理吸わされるという意味で「強制喫煙」に変えようという提案がされ、これが参加者により承認されたといういきさつがある。

非喫煙者にとっては、喫煙者の吐き出すたばこの煙は不快である。灰皿などの置きたばこから立ち上る煙(副流煙)はもっと不快である。副流煙は、喫煙者の肺に吸いこまれる煙(主流煙)よりも刺激性が強く、発がん物質などの有害成分の含有量も多いため、室内空気汚染源として大きな問題となる。

しかも、受動喫煙問題は、快、不快というレベルで済まされるほど軽いことではなく、非喫煙者の健康被害をもたらすという意味で、非喫煙者の健康権、人格権に関わる現代最大の人権問題の一つと言わなければならない。受動喫煙の被害という場合、急性被害と慢性被害が考えられる。国際的規模での各種の調査が積み重ねられてきているので、以下に最新情報を踏まえて考える。

受動喫煙の急性被害

国立公衆衛生院生理衛生学部の淺野牧茂博士らによる人間を被験者にしての急性受動喫煙実験はつとに知られている。平均的職場環境を想定した環境下で、非喫煙者を環境たばこ煙にさらした場合、呼気中の一酸化炭素濃度が上昇するほか、心拍数増加、血圧上昇、指先皮膚温度の低下などの顕著な変化があったことが確かめられている。

同博士らのウサギの鼻先からたばこ煙を吸わせる実験の結果によれば、受動喫煙によって動脈硬化が発生する仕組みには、血液中に入ったニコチン及び一酸化炭素の作用だけではなく、それに加えてたばこ煙の刺激による鼻咽頭の反射によって生じた交感神経作用による血管収縮も関係するとして、わずか一条の鼻先へのたばこ煙(副流煙)を吸いこんだだけでも、その健康影響は無視できないと警告している。

同博士はさらに受動喫煙の最新データを「日本禁煙医師連盟通信」(一九九八年七巻一号、一九九九年八巻一号)に報告しているので、次にそのうちの二つの調査を紹介したい。

ギリシャの心臓病専門医ステファナディス博士の研究(一九九八年)によれば、平均一酸化炭素濃度三〇ppmの副流煙に五分間さらされた場合、非喫煙者の大動脈進展性は二一%減少したという。この程度の環境たばこ煙によっても、大動脈の弾力性低下をもたらす被害が生じていることを意味するのであり、さらに左心拍出力減弱、冠動脈血流減少を招くことがわかったのである。

またオーストラリアの心臓病専門医シラーメイジャー博士らは、一日あたり一時間の受動喫煙を三年間続けていると、健康な非喫煙者でも上腕動脈の内皮依存性血管拡張障害が生ずると報告している。一九九九年二月二一日、仙台で行なわれた「第八回日本禁煙推進医師歯科医師連盟総会」で講演した浅野博士は、シラーメイジャー博士の調査報告を紹介した後、虚血性心疾患(心臓病)の基礎病変である粥《じゅく》状硬化の発生は、受動喫煙の被害による血管内の機能障害も重要な原因となると語った。

受動喫煙の慢性被害

一九六六年から八一年にわたって平山雄博士が行なった、六県二九保健所管内の四〇歳以上の健康な妻九万一五四〇人の中から発生した二〇〇人の肺がん患者の調査によれば、夫が喫煙する家庭においては、妻が喫煙しなくても肺がんにかかって死亡する危険性が高まることが確認された。一日に夫が吸う喫煙本数が一四本以下では一・四二倍、一五〜一九本では一・五三倍、二〇本以上では一・九一倍、それぞれ夫が吸わない場合と比べ、たばこを吸わない妻の肺がん

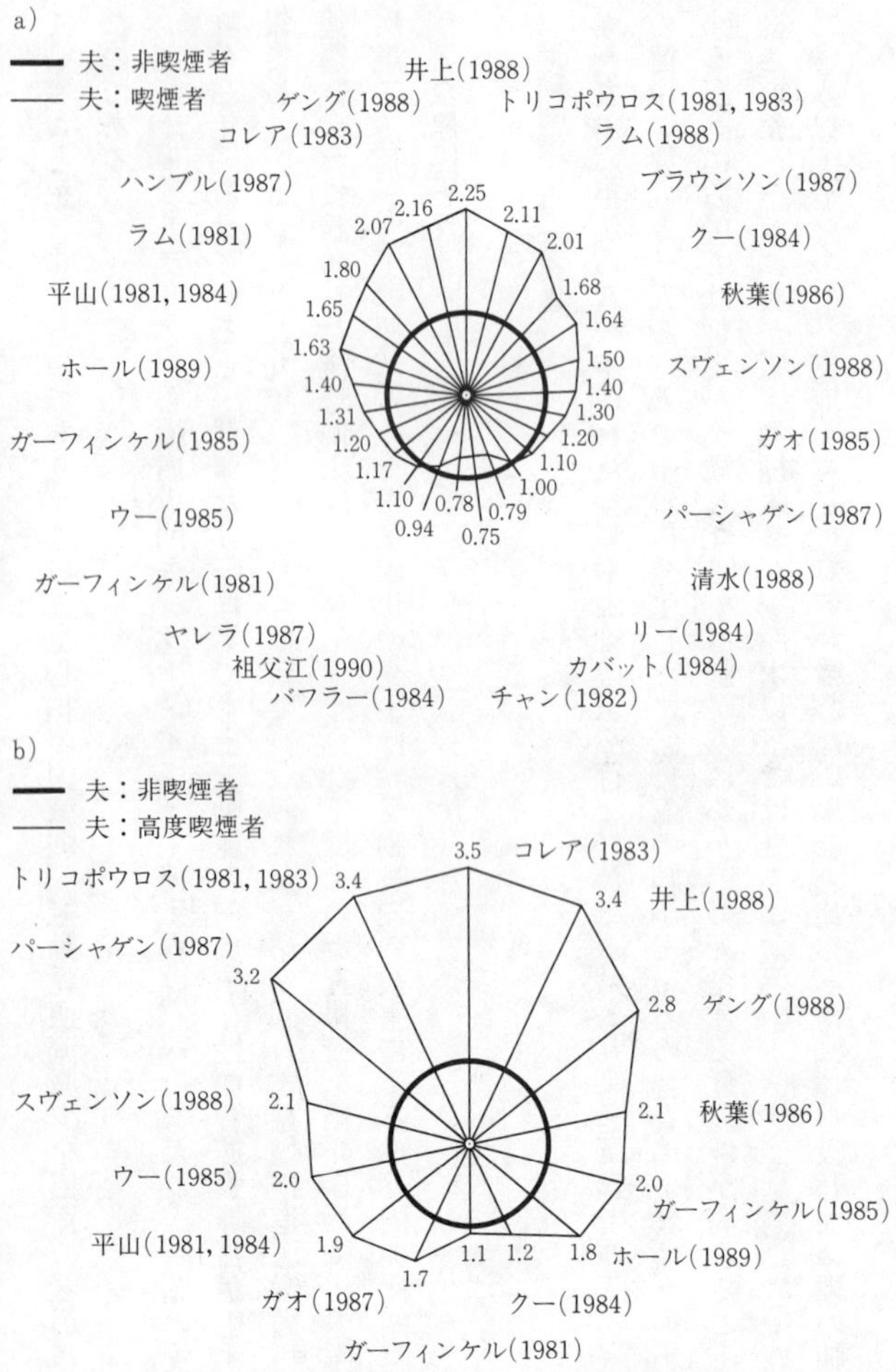
a)
夫：非喫煙者
夫：喫煙者
井上(1988)
ゲング(1988)
トリコポウロス(1981, 1983)
コレア(1983)
ラム(1988)
ハンブル(1987)
ブラウンソン(1987)
ラム(1981)
クー(1984)
平山(1981, 1984)
秋葉(1986)
ホール(1989)
スヴェンソン(1988)
ガーフィンケル(1985)
ガオ(1985)
ウー(1985)
パーシャゲン(1987)
ガーフィンケル(1981)
清水(1988)
ヤレラ(1987)
リー(1984)
祖父江(1990)
カバット(1984)
バフラー(1984)
チャン(1982)
2.25
2.16
2.11
2.07
2.01
1.80
1.68
1.65
1.64
1.63
1.50
1.40
1.40
1.31
1.30
1.20
1.20
1.17
1.10
1.10
1.00
0.78
0.79
0.94
0.75
b)
夫：非喫煙者
夫：高度喫煙者
3.5
コレア(1983)
トリコポウロス(1981, 1983)
3.4
3.4
井上(1988)
パーシャゲン(1987)
3.2
2.8
ゲング(1988)
スヴェンソン(1988)
2.1
2.1
秋葉(1986)
ウー(1985)
2.0
2.0
ガーフィンケル(1985)
平山(1981, 1984)
1.9
1.1
1.2
1.8
ホール(1989)
1.7
ガオ(1987)
クー(1984)
ガーフィンケル(1981)

図 3-1　夫が喫煙する非喫煙の妻の肺がんの相対危険度

リスクが高くなることがわかった。一九九〇年までの世界の医学専門家による二五の疫学調査のうち、二〇の調査は夫が喫煙する場合の相対危険度が一・二〜二・三と一・〇を上回っており、これらのうち一三は統計学的に有意である(図3-1)。

一九八五年二月一二日、フランスのリヨンにWHOの機関である国際がん研究機関の医学専門家五〇人が集まった。たばこの煙のヒトへの発がん性について最終判断を下すというのが会議の重要なテーマであった。会議では、たばこの煙の発がん性について、化学的、生物学的そして疫学的に検討された。特に受動喫煙について、日本で行なわれたいくつかの研究、米、英、ギリシャなどでの研究の一つ一つについて、その内容が細かく点検された。するどい批判もまじえての議論が続いたという。そして会議最終日に、「たばこの煙(主流煙、副流煙)のヒトへの発がん性の証拠は十分」と満場一致で結論された。日本から参加した平山雄博士は、会議最終日の結論が出たときには「思わず涙がでた」と万感の思いを語っている(『がん謎解きの旅』毎日新聞社)。

最新の受動喫煙に関する情報

一九九二年、アメリカ環境保護局(US－EPA)は、「受動喫煙の呼吸器への健康影響：肺がん及びその他の疾患」(Respiratory Health Effects of Passive Smoking: Lung Cancer and Other Disorders)の中で、世界中で行なわれた三〇件の疫学調査を総括し、環境たばこ煙を「ヒトにがんを引き起こすことが確実に証明された発がん物質」(Aグループ発がん物質)と認定した。環境保護局はこれまで、アスベスト、ラドン、ベンゼンなど一五種類の物質を「Aグループ発がん物質」としているが、これに環境たばこ煙を新たに加えたのである。

環境保護局は環境たばこ煙を「Aグループ発がん物質」と認定したのには科学的証拠があるとする。深川市立総合病院内科医長の松崎道幸氏の論文「受動喫煙による健康影響」(『臨床科学』第三四巻第二号)は、環境保護局の提示する次の科学的証拠の一一項目を紹介している。

1 能動喫煙は肺がんを起こす。
2 がんの起きない安全な能動喫煙量はない。
3 受動喫煙でも能動喫煙でも同じ四〇種類の発がん物質を吸い込む。
4 普通の生活環境でのたばこ煙曝露で肺がんリスクが有意に増えている。
5 環境たばこ煙と肺がんに関する三〇件の疫学調査中二四件で、受動喫煙あり群の肺がんリスクが、ない群より大きく、九件は統計学的に有意である。
6 受動喫煙の度合い別リスクを調べた一七件すべてで最高度曝露群のリスクが増加し、九件は統計学的に有意である。

7　量反応関係を調べた一四件すべてで正の傾向性がみられ、一〇件は統計学的に有意である。

8　国ごとの調査成績のメタアナリシス*では六か国中五か国でリスクの増加が見いだされ、四か国は統計学的に有意である。

9　動物実験・遺伝毒性試験で環境たばこ煙の発がん性が証明されている。

10　これらの所見は、汚染物質曝露と発がんの因果関係の有無を疫学的に判断するためのアメリカ環境保護局の基準であるところの、

●生物学的妥当性（1、2、3）
●動物実験および遺伝毒性試験による証明（9）
●調査成績の一致（5、6、7、8）
●広い範囲からの証拠の集積（5、8）
●正の量反応関係（7）
●通常の生活レベルの曝露でその関連が成立（4）
●バイアス**の補正後もその関連が有意（5、6、7、8）

●曝露度最大のグループで強力な関連（6）

●関連が交絡因子***では説明できない（5、6、7、8）に合致している。

11 しかも5、6、7、8項では、複数の調査で統計学的に有意な一致した結果が得られている。各々の調査の有意水準をもとに計算すると、このような結果が偶然に生ずる確率は、それぞれ一〇〇〇分の一、一〇〇〇万分の一、一〇億分の一、一〇〇〇分の一であり、これらの疫学的調査成績はきわめて高い確度で真実を反映していると考えられる。

＊「メタアナリシス」――複数の疫学研究結果をまとめて検討し、関連の有無やその程度をいっそう合理的に推定する統計的方法。

＊＊「バイアス」――故意あるいは無意識の誤った回答によって生じた調査結果の偏り。

＊＊＊「交絡因子」（confounding factor の訳）――いま知りたい要因（受動喫煙）と疾病（肺がん）の関係をゆがめる因子（例えば、室内石油ストーブの排ガスなど）。

一九九七年二月、カリフォルニア州環境保護庁（Ca—EPA）は「環境たばこ煙曝露による健康影響」（Health Effects of Exposure to Environmental Tobacco Smoke）と題する報告書を発表した。

この報告書によれば、環境たばこ煙にさらされることは、肺がんや副鼻腔がん、心臓病、冠状動脈疾患などのほか、乳幼児突然死症候群、低体重児、未熟児、気管支喘息や慢性呼吸器疾患などの原因となるとしている。

先進工業国の大気汚染、飲料水汚染、食品添加物など社会的リスクの環境基準は、一〇万人が生涯そのリスクにさらされた場合でも、死亡や障害が一人以上発生しないことにおかれている。

ところで、アメリカでの通常の生活環境のもとで受動喫煙にさらされて肺がんに罹患する危険性は二〇％増加するが、非喫煙者の肺がん死亡率をもとに計算すると、これは最終的に一〇万人のうち七〇〇〜一〇〇〇人が受動喫煙の結果肺がんで死亡することを意味する。同様に非喫煙者の受動喫煙による心筋梗塞死は、一〇万人中三〇〇〇人と推定されている。その他、受動喫煙にさらされる非喫煙者は、一〇万人あたり五〇〇〇人が、受動喫煙によって死亡すると推定される。この数字は、環境基準の五〇〇〇倍である。

かくして受動喫煙が多くの人の死を招く重大な環境汚染源であることは、疫学調査、臨床研究、動物実験、そして遺伝毒性試験の全てにおいて証明されている。受動喫煙による被害をなくすために、法的規制を行なうことが緊急課題となっているのである。

『厚生白書』で喫煙対策の方針

一九九七年六月、平成九年版『厚生白書』の「生活習慣病」の中に、初めて「喫煙習慣を考える」という項目が登場した。そもそも『厚生白書』の内容は閣議報告が前提とされており、その意味では、政府レベルで喫煙問題の基本的考え方が確定されたということになる。これは今後のわが国の喫煙規制対策を占う意味でも大変重要な意味をもつといってよい。さて、この「喫煙習慣を考える」の巻頭の囲み記事の中で、次のような指摘がある。

「喫煙が健康へ与える影響は大きく、本人のみならず、周囲の人々にも「受動喫煙」によりさまざまな危険性がある。そして、喫煙習慣は個人の自由意思に基づく嗜好の一つとされてきたが、一方で、喫煙習慣をニコチンによる依存性の視点から捉えることが重要である。したがって、喫煙習慣は個人の嗜好の問題にとどまるのではなく、健康問題であることを踏まえ、たばこ対策を一層推進することが求められている」

また翌七月、公衆衛生審議会は、今後の生活習慣病対策についての中間報告をまとめている。その要点は次のとおりである。

「たばこ対策については、他の先進国と比べるとなお環境整備が遅れているため、喫煙防止の徹底、受動喫煙対策、禁煙希望者に対する支援などを充実させるとともに、広告や販売のあり方などについてもより積極的な対策を打ち出すべきである」

職場の喫煙対策実態調査

通木俊逸氏（愛知県肺癌対策協会）と植田美津恵氏（愛知診断技術振興財団）の、一九九二年実施の「職場の喫煙対策」全国調査によれば、調査対象企業一五八八社のうち回答のあった全国の主たる企業三七九社中、社内禁煙を完全に実施している会社が三一社、一部の部署で禁煙している会社が七四社であった。通木氏らは、五年前の一九八七年にも同種の調査をしており、その時は、回答のあった四四七社中、完全禁煙が二一社、一部の部署だけ禁煙しているところが六二社だった。八七年から九二年の間に、何らかの社内禁煙をする会社が増えてはいるものの、九二年当時はまだ職場の喫煙対策は遅々として進んでいない。しかし、たばこ問題情報センターの調査によると、ここ数年の間に喫煙規制対策をすすめる企業、自治体が大幅に増えている。

禁煙・分煙実現の企業、自治体

次に、執務室全面禁煙または完全分煙を取り入れている主な企業と自治体を紹介する。

《都内》

アイ電気設備、アサヒビール、味の素、イトーヨーカ堂、オリジナルコンフィデンス、鹿島建設、国土計画、資生堂、新日本証券、西武鉄道、セントラルスポーツ、大正製薬、ダイワハウス工業、竹中工務店、帝人、東芝、日産自動車、日清製粉、日本IBM、日本鋼管、日本電気、ノエビア。

《地方》

旭グループ(長野)、大阪ガス、三和酒類(大分)、静岡新聞社、大日本紙業(名古屋)、西日本旅客鉄道、吉岡興業(神戸)、六花亭製菓(帯広市)等々。このほかにも禁煙・分煙企業はどんどん増えている。これらのうち、特徴のある会社を紹介すると、例えば、セントラルスポーツは社員一二〇〇人の全員が非喫煙者であり、三和酒類は一九八六年度から喫煙者を採用しない方針をとっているという。また、社内全面禁煙とし、非喫煙者に毎月二〇〇〇円から一万円程度の禁煙手当を支給している会社もある。

《自治体》

足立区役所(東京)、荒川区役所(東京)、有田市役所(和歌山)、神戸市役所(兵庫)、竜野市役所(兵庫)、津島市役所(愛知)、東京都庁、三鷹市役所(東京)、目黒区役所(東京)等々。

労働省のガイドラインを考える

労働安全衛生法第七一条の二には「事業者の講ずる措置」として、

「事業者は、事業場における安全衛生の水準の向上を図るため、次の措置を継続的かつ計画的に講ずることにより、快適な職場環境を形成するように努めなければならない」

とあり、次いで第七一条の三は「快適な職場環境の形成のための指針の公表等」として、

「労働大臣は、前条の事業者が講ずべき快適な職場環境の形成のための措置に関して、その適切かつ有効な実施を図るため必要な指針を公表するものとする」

と定めている。

そして労働省は、「快適職場指針」を公示し(一九九二年)、次いで「職場における喫煙対策のためのガイドライン」(一九九六年)を発表した。

さて、そのガイドラインによると、基本的考え方として、「喫煙は個人の嗜好に強く関わるものとして、喫煙に対し寛容な社会的認識がなお一部に残る中……」、「喫煙者と非喫煙者が相互の立場を尊重することが重要である」、「非喫煙者は喫煙対策の推進には喫煙者の協力が不可欠であることを十分認識することが必要」などとして、「喫煙者と非喫煙者の間で合意を得やすい空間分煙をすすめることが適切である」とする。

このような「基本的考え方」をベースとして、事務室、会議室、応接室、食堂等個々のケースを掲げて、「それぞれ次の措置を講ずることにより、受動喫煙が避けられるようにする」としている。

その具体的指針を検討すると、原則としては「喫煙する場合は、喫煙室等でおこなうこととし」とするが、そのすぐ後で「有効な喫煙対策機器を設置した場合に限り喫煙を可能とする」としている。ほとんど全てのケースについて「有効な喫煙対策機器」の設置を強調しているのが今回のガイドラインの特徴である。

労働の現場における指針であるから、このように関係各方面が努力することは歓迎される。しかしこのガイドラインは、非常に歯切れが悪く、たばこ産業に擦り寄っている印象を強く受ける。

喫煙放任の職場で、煙害に苦しみながら、生活のため辞めるに辞められない非喫煙従業員の悩みは深刻である。筆者は最近、職場のたばこに苦しめられ、慢性気管支炎を患って退職に追い込まれたOLの相談を受けたばかりである。そのOLは煙害のひどい職場に出勤せざるを得ず、出勤すれば、上司、同僚のヘビースモーカーに囲まれて、地獄の苦しみに耐えなければならない。どうにかしてほしいと、直接スモーカー氏に丁重に頼んでも冷たく拒否され、仕方なく上司に頼み込んだのだが、実効性ある対策をとってもらえず、挙げ句の果ては左遷をほのめかされる事態になり、会社を辞めざるをえなかったというのである。

喫煙者は紫煙をくゆらせ室内の空気を汚染し、たばこの害をまき散らす。非喫煙者は一方的に被害を受ける。受動喫煙の有害性は、急性被害のみならず、がんなど慢性被害の深刻な害を非喫煙者に与える。このような構図を見る時、ガイドラインのいう「喫煙者と非喫煙者が相互の立場を尊重することが重要」「非喫煙者は喫煙対策の推進には喫煙者の協力が不可欠であることを十分認識することが必要」などというのは、大抵の場合、非喫煙者は喫煙者の前に遠慮すべきだということになるくらいがおちで、問題の本質的解決にはならない。相互の立場を尊重するというのは、聞こえはいいが、結局非喫煙者に忍従を強いることになる。これでは不公正・不公平である。「有効な喫煙対策機器」などというが、実際に販売されている空気清浄機器では、一酸化炭素の除去はかなり困難であるとの報告もある。共有の空間は完全禁煙にしない限り問題の解決にはならないのであって、両者の相互理解を強調するのは不自然である。このガイドライン作成の作業部会メンバーの中には、日本たばこ（JT）の科学情報部長が加わっている。ガイドラインの内容が大事なところでトーンダウンしているのは、ここに理由があると思われる。

職場喫煙対策とモデルケース

ユニークな実践例を紹介する。中村正和氏（大阪がん予防検診センター調査部調査課長）と大島明氏（大阪府立成人病センター調査部長）は、論文「職場における喫煙対策」（『日本医師会雑誌』第一一六巻第四号、一九九六年）において、職場における喫煙対策の取り組み方として次の七つを提示している。

1 喫煙対策特別委員会の設置
2 喫煙問題についての教育・啓発
3 実態調査・意識調査の実施
4 喫煙対策の立案
5 喫煙対策案の提示と承認
6 職場の分煙・禁煙対策の実施
7 喫煙する従業員に対する禁煙指導

職場における喫煙対策の目標として、「職場の完全分煙化」（執務室を完全禁煙とし、別系統の換気装置が備わった喫煙室を設置する）と、「完全禁煙化」（すべての職場を全面禁煙にする）が提示されている。そして、職場における喫煙習慣への介入モデル事例としては、両氏が一九九三年に扱った大阪市内にある総合卸売問屋の大西衣料株式会社の実践例が興味深い。

同社は、グループ全体の社員数は八四〇人（ほかに一二六七人のパートタイマー）であるが、同社の職場における喫煙対策は次の手順に従って実施された。

全従業員を対象とした喫煙の実態調査・意識調査に関するアンケート調査の結果によると、喫煙者の八三％が「自分のたばこが迷惑になっている」と答え、非喫煙者の八〇％が「たばこの煙が嫌だ」と回答した。喫煙対策の必要性（オフィス、食堂、休憩室）については、非喫煙者の七〇〜九〇％が、喫煙者の五〇〜六〇％が「必要」と回答した。

この調査結果を踏まえて、同社の分煙対策は、オフィスにあたるチーフルームと会議室を禁煙とし、チーフルームの隣に喫煙室を設置した。また二つある食堂のうち、大食堂を禁煙とし、トイレ、ロッカールームが禁煙とされた。

前掲七つの喫煙対策手順にのっとった大西衣料株式会社のモデル実践例は成功し、実用性のあることが確かめられたので、今後各社の喫煙対策取り組みの貴重な参考事例になると思われる。

職場の喫煙規制対策が進まない中、職場の分煙等を求めて裁判に訴える事件が相次いでいる。

裁判例概観

①名古屋市の中学教師、宮崎邦彦氏と平山良平氏が名古屋市人事委員会を相手に、勤務先中学校の喫煙室設置に関する判定取消訴訟を名古屋地裁に提訴したケース（一九八五年六月提訴、一九九二年一一月上告棄却）。

②岩国市職員の古川悦敏氏が岩国市を相手として市庁舎事務室内全面禁煙と損害賠償を求めて山口地裁岩国支部に提訴したケース（一九八七年三月提訴、一九九八年六月上告棄却）。

③東京都衛生局の庭山邦子氏が東京都人事委員会に対し事務室の禁煙を求めた行政措置について、東京都人事委員会は、これを大筋で認める画期的「判定」を下した（一九八五年六月）。

④庭山邦子氏による、その後の事務室喫煙対策が不十分としての東京地裁への提訴（一九九〇年一〇月提訴、一九九二年一二月上告棄却）。

⑤大阪市交通局職員の西田一氏が執務室禁煙と損害賠償を求めて提訴したケース（一九九一年

八月提訴、一九九三年七月裁判外和解）。

⑥ＪＲ東日本（株）小山駅職員の板子文夫氏が事務室内の分煙を求めて東京地裁に提訴したケース（一九九二年六月提訴、一九九四年四月和解）。

⑦平山良平氏が名古屋市人事委員会に対し、野外教室施設の禁煙、休養施設の改善を求めて名古屋地裁に提訴したケース（一九九三年四月提訴、一九九七年三月上告棄却）。

⑧京都市の簡易保険センターの菅野拓氏ほか二名が、国に対し職場の分煙と損害賠償を求めて京都地裁に提訴したケース（一九九二年一一月提訴）。

代表的裁判例を紹介したが、裁判上あるいは裁判外での和解成立のケースがあるものの、判決は全てのケースで敗訴となっている。ただし、例えば、①の名古屋地裁判決（一九九一年三月）のように、「受動喫煙を強いられないことの利益は十分に保護されなければならない」など、判決理由の中で評価できる判断を勝ち取るなどの成果は得ている。

しかし、判決理由中の判断で特に容認できない二点があることを指摘しておきたい。その一つは、「喫煙の習慣は長年にわたり社会的承認がある」との点であり、二つは、「受忍限度論」である。この二つの理由は、いずれも東京地裁の嫌煙権訴訟判決で示された判断であり、その後全国で提訴された職場嫌煙権訴訟のケースで、裁判官が右へならえ的にステレオタイプに示す判断である。そこで、次にその源流となった嫌煙権訴訟東京地裁判決について総括しておきたい。

嫌煙権訴訟判決の〝受忍限度論〟批判

嫌煙権の市民運動は、一九八〇年当時、主に公共の場所の喫煙規制を呼び掛けていた。そこで公共の場所の代表ともいうべき当時の国鉄の中・長距離列車が、新幹線こだま号の一六号車を唯一の例外として、一両の禁煙車もないというのは、何としても容認できるものではなく、その点の改善を求めて当時市民運動の力を結集していた。膨大な数の署名を集めて、当時の国鉄当局に陳情に行ったり、いろいろアクションを試みたが、当局の反応は鈍かった。市民運動は手詰まり状態といってよかった。これを打開するという意味も込めて嫌煙権訴訟を提起したわけだが、この政策形成を目指した現代型裁判は、弁護団と市民運動のメンバーの予想をはるかに越えるスピードで成果を得る展開になった。嫌煙権訴訟は、その後の嫌煙権運動を活気づけることにも成功した。

さて、問題は裁判所の判決である。一九八七年三月二七日に下された判決は予想どおり形式敗訴であった。しかし、原告・弁護団は七年間の法廷闘争の間に、約三〇%の禁煙車両を勝ち取っていたので、その意味では既に勝訴を先取りしていたと考えて実質勝訴と受けとめ、敢えて控訴せずの記者会見をして幕となった。

しかし、判決理由中に受動喫煙の有害性に関して予想もしなかった「受忍限度論」が展開されていた。これがその後の全国の裁判に大きな影響を与えたことを考えると、複雑な心境になる。判決はこう言う。三点に整理してみる。

①国鉄は交通手段の唯一のものではないこと、ほぼ全ての列車に禁煙車ができており、適切な選択をすれば、たばこの煙による被害を回避することは困難ではなくなったこと。

②一般的に受動喫煙の結果、眼、鼻、咽の痛みなどの被害や不快感を受けることがあることは認められるが、列車内の受動喫煙は「一過的」であり、受忍限度内である。

③日本の社会は喫煙に対して寛容であるので、このような風潮も判断の基準にすべきである。

これが請求を棄却した判決理由の主なところである。読者がどのように感じられるかお聞きしたいところであるが、筆者の考えを述べてみたい。

まず第一に、「選択による煙害の回避」を言うのは大いに疑問であると思う。我々市民が日常生活において、どのような行動をとるかは基本的に自由である。判決が、「適切な選択」と言うのはどういうことであろうか。この場合の「適切」というのがよくわからないが、バスを使ったり、私鉄に乗り換えたり、場合によっては歩いたり、いろいろ工夫すれば煙害を回避できるはずと言っているようである。この判決の理由なるものは、普通の市民が日常生活の上で、普通に国鉄列車を利用することを前提にしていないという意味で疑問である。そもそも判決理由が言うような選択のできない場合が、当時はまだまだ存在していた。だから、実際の社会の有り様を見れば、判決は明らかに誤っている。しかし、そのような社会の有り様を見るまでもなく、非喫煙者である乗客に「適切な選択」を強いること自体が正しくない。なぜ非喫煙者だけが適切に選択せよと言われなければならないのか、それ自体非喫煙者を差別しているとも言えるからである。

市民が煙害を受けずに普通に列車を利用することができるように、という発想こそが合理的なのである。

第二に、判決が言う「受忍限度論」は二重の意味で誤りである。

まず、列車内の煙害を「一過的」と言い、それを前提として受忍限度を言っている。しかし判決理由は、受動喫煙の有害性に関してわかっていないと言わざるを得ない。世界的規模で積み重ねられてきている動物実験や疫学調査報告、人間を被験者にしての急性被害の実験データなどの結果、受動喫煙の被害が非喫煙者の健康や生命に重大な影響を与えることが医学専門家から報告されている。

例えば、喘息の患者の場合、たばこの煙で発作が起こることは日常的に経験されているところである。筆者自身も気管支が弱いため、たばこの煙がきっかけで呼吸困難になったことがある。自分自身の個人的経験もあるので、受動喫煙の被害については体で知っている。「他人の痛みは百年でも我慢できる」という笑い話があるが、受忍限度論は、受動喫煙に関する無知、無責任の議論であって、到底認められるものではない。乳幼児の場合を考えてみよう。特に赤子の場合には、自分から意思表示できないではないか。たばこの煙が赤ちゃんの突然死の原因となるという前述の日・米の調査報告もあり、判決理由は間違っている。

次に、受忍限度論そのものに異議がある。この理論は、例えば、新幹線や空港などの付近住民が騒音や振動被害を受けているような場合でも、他方輸送力の増大など公共の利益とのバランスを考え、場合によっては、被害住民に受忍してもらわざるを得ないような状況で使われることがある（その判断自体は慎重になされる必要がある）。では本件のような列車内の喫煙の場合はどうであろうか。非喫煙者は受動喫煙の被害を一方的に受けるだけであり、これを放置しておくことによる反面の社会的利益は全く存在しない。要するに、判決理由は、従来の公害裁判などで使われてきたのとは全く異なる使い方で「受忍限度論」を使っているのである。その合理性に疑問があるというのは、この意味である。

ちなみに、原告らは国鉄列車の全部を禁煙にせよ、と主張したのではない。喫煙車両と禁煙車両を半分ずつにせよ、との請求であった。今でいう「分煙」の主張である。原告・弁護団の主張が通ったとして、喫煙する乗客は喫煙車両に、喫煙しない乗客は禁煙車両に乗車することができるのであり、双方の要求が満たされ不便や不利益など考えられない(現在は、その後の国鉄、JRによって、筆者らが求めていたとおりになった)。受忍限度論はどのように考えても容認できないと言わざるを得ない。

第三に、たばこに寛容な日本の社会風潮を容認する理由もおかしい。

確かに、従来の日本の社会はたばこに寛大であったと言えるかもしれない。しかしそれは、たばこ産業がたばこに関する情報を隠蔽し、青少年や若い女性をターゲットにしてたばこ拡販政策を展開してきたからである。WHOの世界各国に対する喫煙規制に関するたび重なる勧告にもかかわらず、厚生行政をあずかる厚生省のこの方面の動きは鈍かったと言わざるを得ない。たばこに寛容な日本社会の風潮があるとすれば、それはたばこ拡販政策をとる大蔵省とたばこ産業、そして厚生行政の怠慢が原因であると言わなければならない。判決は、このような本質的なことに眼をつぶり、列車内の煙害を受忍限度内とする理由として、「たばこに寛容な日本社会の風潮」をあげるのであって、本末が転倒している。

この東京地裁の判決理由は、その後全国的に展開されている各地の裁判の判決理由に決定的に影響を与えていると思われ、筆者として情けない限りである。裁判官は、最初の東京地裁判決に無批判に従うというのではなく、もっと自信をもって自分の頭で考え、原告らの訴えにしっかり耳を傾け、被告日本たばこや国などの俗論に惑わされず毅然として判断をくだしてほしいものである。

嫌煙権批判のあれこれ

およそ二〇年前に誕生した嫌煙権の市民運動はかなりのインパクトをもった。それは、非喫煙者が受動喫煙の被害を受けないように、公共の場所や職場など共有の生活空間において、喫煙できる場所と喫煙が禁止される場所とを社会的、制度的に分離していこうという権利主張である。

ところが、嫌煙権が新聞、テレビ等で報じられ、市民の支持が増えていくにつれ、評論家、作家をはじめ学者までも登場して、嫌煙権たたきがなされた。そのほとんどの方がスモーカーということで共通しているが、今から振り返ってみるといろいろ興味深いし、考えさせられることもある。

まず、作家の澤田ふじ子氏は、「わたくしはいつも、健全な市民の良識という美名にかくれた市民運動の暴挙を感じてしかたがない。彼らは喫煙者に対して、それを嫌う権利や自由があってもいいという。だが、わたくしをふくめた愛煙家たちは、それぞれにたばこを有害と認めながらも、無駄のなかにふくまれている大きな効用を感じ、紫煙をくゆらせているのである」と言い、「嫌煙権運動の伸張を、自己主義的社会のもたらせたものであり、精神文化の停滞と卑小が、原因にあると思っている」(一九八四年五月二〇日付赤旗)。どうやら氏は嫌煙権の主張を誤解して、個人的次元でとらえているようである。しかも氏の論説の中に、受動喫煙あるいは環境たばこ煙の害のことは一行も書かれていない。どうも嫌煙権の主張は喫煙者に対してあれこれ文句を言うことらしいと思い込んでの感情的反発であったようだ。それにしても、日本の至る所で紫煙くすぶる現状にこそ、「精神文化の停滞と卑小」があるのではないか。筆者の感覚では話がアベコベではないかと思う。

評論家の小室加代子氏の批判はもっと過激であった。職場で同僚の吸うたばこの煙に悩んでいるOLの人生相談に対して、小室氏は次のような回答を寄せた。「本当はそんなにいやなら、会社をやめたらいいのです。私があなたの上司なら、そういいますよ。隣のオジサンは、ニコチン中毒であろうとあなたよりは会社に貢献してきたのです」「間接喫煙ぐらいでシボむような花ならポイですよ」「あなたはニコチン中毒よりも、もっとしまつの悪い一流中毒患者のようですね」（一九八三年一〇月一一日付読売新聞）。氏のこの回答の中身は、受動喫煙の有害性に対する無理解によるもので、当時読者から非難が殺到したらしい。働く女性の悩みに対する思いやりのなさという意味でも残念な回答であった。

次は学者の嫌煙権批判を紹介したい。

名古屋大学の加藤雅信教授（民法）は、「嫌煙まではともかく嫌煙権まで言いたてられると、私個人は何か違和感を覚えないでもない」とし、「たばこを喫いたい人とその煙を受けたくない人との双方が同じ場所にいた場合に、双方をともに満足させる方法はない。そこでは、たばこを喫いたい人が他方に迷惑を掛けた上で我を通すか、隣人のほうが喫いたい人の嗜好を犠牲にしたうえで我を通すか、いずれかであって、いわば我の張り合いにすぎない」（『判例タイムズ』一九八五年四月号）。この議論はおもしろいが、教授も受動喫煙の有害性について全く言及していないので、嫌煙権の主張を理解しておられないようである。

また金沢大学の中村茂夫教授は、「既に定着したかのように見える嫌煙権なるものを、もし世間が唱えて喫煙者を責めたいというのであれば、それは自動車（並びに大部分のオートバイ等）の運転手でない非喫煙者によってせいぜい願いたい」「「きれいな空気を吸う権利」が嫌煙権であるならば、これを唱えるには、他方に自動車によって汚染されない空気を吸う権利の主張が存在し得ることを心すべきである。私には、「権利とは相互的なものである」という味わい深い先達の言葉が想い起こされ、〝自動車を連ねて会場に集まり、〝嫌煙権！〟の気勢を挙げている情景を想像すると、人間の身勝手さを絵に描いたもののように思われてならない」（『法学教室』一九八六年七月号）。嫌煙権の主張は先に述べたとおりであり、喫煙者の個人攻撃をする運動ではない。ここでも教授の誤解がある。それにしても、嫌煙権を主張する市民が自動車を連ねて会場に集まり、〝嫌煙権〟の気勢を挙げている情景を想像され、「人間の身勝手さを絵に描いたもの」との非難はさすがにひどすぎるのではないか。嫌煙権運動の集会に車を連ねて集まるなどということは皆無である。嫌煙権運動のリーダーの渡辺文学氏は、自動車の排ガス規制緩和の環境行政を告発する「ＮＯ^{2}訴訟」の原告の一人である。その他、大気汚染東京圏連絡会、合成洗剤追放全国連絡会、なぎさ保存会、入浜権などの世話人も兼務して頑張って活動してきたことを見れば、教授の非難は全く理由のない中傷にすぎないことがわかる。

最後に、神戸大学の石田喜久夫教授は、「ギシギシ片肘《（ママ）》つき合わせて一〇〇歳まで生きるよりも、悠然南山を眺め酒に酔い六〇歳で人生を終える方が、わたくしの望むところである。かような見地からすれば、嫌煙権など細かい問題について精力を費やすよりも、もっと大きな問題に力を致すよう努めるのが、法学者の歩むべき途ではなかろうか、という結論に落ち着く」(『法苑』一九八一年一月号)。さて、「嫌煙権など細かい問題」という教授の言葉が全てを言い尽くしている。既に述べてきたように、受動喫煙あるいは環境たばこ煙の急性被害、慢性被害に関し、内外の調査報告が積み重ねられてきていることについて詳細に見てきた。人の死や深刻な健康被害をもたらす受動喫煙あるいは環境たばこ煙から非喫煙者の生命と健康を守ろうとの主張である嫌煙権運動を「細かい問題」と切って捨てる価値判断がどこからくるのか、理解に苦しむと言わざるを得ない。

嫌煙権ファシズム論

一九八七年三月二七日付朝日新聞は、東京地裁の嫌煙権訴訟判決を報じる記事の中で、二人の作曲家の談話を紹介している。「雪のふるまちを」「夏の思い出」「めだかの学校」などで知られる中田喜直氏のコメント(抜粋)。

「飲料水や食物に毒性のあるものを投入することが悪であるのなら、みんなが吸っている空気を汚すのはもっと悪いはず。そういうことがわからない人が多いので嫌煙権という言葉ができたのだが、それは言葉の問題でなく、常識の問題といえよう」

他方、『パイプのけむり』などのエッセーで有名な團伊玖磨氏のコメント(抜粋)。

「身体に悪いなどと言い出せば、世のなかのすべてのものは身体に悪い。冷め切って言えば生きていることが一番身体に悪い。この問題は市民生活のマナーの問題であり、差し止めとか慰謝料とか裁判に持ち込むことがおかしかったと思う。一斉禁煙などはファシズムにつながるのではないか」

中田氏は、『音楽と人生』(音楽之友社)の中でこう言っている。「團伊玖磨氏も随分考え違いをしているようだ。もし團氏が列車で長時間旅行していた時、隣の席の人がラジカセでガンガン音楽を鳴らしたら、やめて欲しいとか、イヤフォーンできいてくれと言うだろう。ききたくない音をきかされるのは苦痛であるし、静かにして欲しいという権利はあるはずで、それは当然のことである。タバコの場合も同じで、隣の席でタバコを吸われたら吸いたくない煙を無理に吸わされ大変な苦痛になる」

さて、團氏のファシズム発言について考える。こういう有名人の一言は案外俗耳に入りやすく、公共の場所の分煙がすすむのを苦々しく思うヘビースモーカーの一部の者は、この有名人々しく言うことになる。

この種の非難は、大抵嫌煙権に対する無理解や誤解にもとづくことが少なくないが、それにしても、嫌煙権はファッショなどという非難は、歴史認識のない人間による言葉の誤用であって、感情論にすぎない。政治学・政治思想史が専門の佐竹寛氏（中央大学教授）は、嫌煙権ファシズム論に対し、次のように書いている。「そもそも嫌煙権運動というものは、間接喫煙によって健康を害ないたくないという、弱い立場の人間による切なる願いの運動なのである。そのような人権主義者がいくら多数集まってみても、異質の民族主義的・国家主義的ファシズムになどなりえようがないことは、論理的にも現実的にも明らかではあるまいか」（『ジュリスト』一九八七年五月一五日号）。

そもそもファシズムは、第一次世界大戦後に資本主義体制が危機に陥ってから、イタリア、ドイツ、日本などの資本主義国に台頭した一党専制、国粋思想の全体主義の政治的イデオロギーであり、対外的な侵略政策が特徴である。このようなファシズムを嫌煙権批判のためにもってくることは、それ自体的外れであってこれ以上議論するに値しないであろう。

第4章　子どもたちとたばこ

最近の日本における若い女性や子どもたちの喫煙増加は目を覆いたくなるほどである。制服の高校生の喫煙シーンも珍しくない。若い女性の歩きたばこも目立つようになった。拙著『嫌煙権を考える』の中で、特に未成年者の喫煙問題を論じ、いくつかの提言をしたが、その時から事態は改善されるどころか、一層深刻になってしまっている。この傾向は、自然現象ではなく、国をあげてのたばこ拡販政策による結果であることを我々はしっかり理解する必要がある。

特に子どもたちは、将来一生にわたるたばこ消費の顧客として、早い段階からニコチン依存に陥らせるために、たばこ拡販政策者たちのターゲットにされていることは間違いない。筆者は早くからこの点を指摘し警鐘を乱打してきたのだが、近年ついにこれを明らかにする歴史的文書がアメリカで公開された。この章では、日本の子どもたちの喫煙実態がどうなっているか、最近行なわれた大規模な三つの調査を紹介し、その原因を明らかにし、我々は今後どうすべきなのかについて提言したいと思う。

中学生・高校生に蔓延

まず、国立公衆衛生院疫学部長の蓑輪眞澄氏らによる「未成年者の喫煙行動に関する全国調査」(一九九六年度)は、最近の子どもたちの恐るべき喫煙実態を明らかにしている。調査対象人数は回答のあった中学校八〇校、高校七三校、合計一一万五八一四通という大規模調査である。この調査によると、中学一年男子で喫煙経験者率二九・九%という高率である。さらに学年が上がるに従ってどんどん上昇し、中学三年で三八・七%、高校二年で五二・六%、高校三年で五五・六%に達している。

女子の場合は、中学一年で喫煙経験者率一六・七%、中学三年で二二・七%、高校二年で三三・六%、高校三年で三八・五%に達している。

このうち、毎日喫煙者は中学三年男子で四・六%、高校三年で二五・四%にものぼり、四人に一人は既にたばこ依存といってもよい数字である。女子の場合の毎日喫煙者は中学三年で一%、高校三年で七・一%となっている。

これを具体的数字で示すと(表4-1)、例えば高校三年男子の場合、毎日喫煙者は、一万九二一人中三〇五九人という数字なのである。高校三年女子の場合、一万一九八三人中八一七人ということになる(パーセンテージには、地域による補正がなされている)。

学年別に見た30日喫煙日数

（件）

3-5日	6-9日	10-19日	20-29日	毎日	合計	毎日喫煙者率(%)
74	50	40	26	42	7,211	0.7
109	81	77	59	152	7,152	1.9
114	72	117	135	355	7,108	4.6
257	192	332	451	1,517	12,079	10.8
227	175	323	473	2,620	12,645	18.3
154	127	255	429	3,059	10,921	25.4
52	19	17	8	27	7,158	0.4
54	31	29	30	58	6,966	0.7
54	37	29	34	88	7,203	1.0
167	111	133	101	302	12,617	2.4
206	133	175	203	555	12,771	4.5
179	114	164	209	817	11,983	7.1

毎日ではないが、月二〇日以上喫煙する生徒もかなりの数字にのぼっており、常習喫煙者の子どもたちの数は想像を絶する高さであると言わざるを得ない。

初めての喫煙経験

初めての喫煙経験については、男女とも高校一年までは小学校四年以前と回答した者の割合が最も高かった。

これを数字で表すと、中学一年男子の場合、喫煙経験者二二五四人中八〇五人が小学校四年以前に初めて喫煙している。高校一年男子の場合、調査対象の一万二〇七九人のうち喫煙経験者六六三二人中一一一五人が小学校四年以前に初めて喫煙している。

表4-1　性別

		無回答	0日	1-2日
男	中学1年	291	6,372	316
	2年	238	6,100	336
	3年	242	5,775	298
	高校1年	314	8,505	511
	2年	312	8,066	449
	3年	250	6,329	318
女	中学1年	228	6,654	153
	2年	206	6,398	160
	3年	221	6,572	168
	高校1年	399	11,039	365
	2年	428	10,658	413
	3年	370	9,781	349

中学一年女子の場合、喫煙経験者一三一〇人中五三九人が小学校四年以前に初めて喫煙している。高校一年女子の場合、三九七五人中七一〇人が小学校四年以前に初めて喫煙している。この数字を見て改めて、相当数の子どもたちが小学生の低学年から喫煙を経験していることが明らかになった。

次に、皆川興栄氏（新潟大学教授）と大島明氏（大阪府立成人病センター調査部長）の、北海道から九州までの小・中・高校合計四二校の児童・生徒計三七〇〇人のアンケート調査（一九九五年）によれば、喫煙経験者は、小学校高学年男子で約二割、高校生男子で六割に達していることが明らかにされた。

さらに、一九九七年末に実施された民間の調査を紹介しておきたい。釧路管内一六高校の約三五〇〇人の男女高校生に聞いた釧路地区禁煙ネットワーク（日向正明代表）の調査報告である（一九九八年五月二〇日付北海道新聞）。この調査によると、喫煙経験のある男子生徒は六〇・九％、女子生徒は四五・六％に達した。そのうち、毎日喫煙すると回答した男子生徒は全体の三一・四％も占めているという。喫煙経験者のうち、「やめる気はない」と回答した男子生徒は三六・九％、女子生徒は二六・三％に達し、たばこ依存の実態が明らかになった。同ネットワークが一九九七年五月に実施した中学生を対象にした調査では、男女とも約二〇％が喫煙経験者だったという。

子どもたちは自動販売機から入手

次に、先の蓑輪眞澄氏らの未成年者に対する全国調査によると、子どもたちは、主にたばこ自動販売機からたばこを入手していることがわかった。喫煙する男子生徒の場合、学年が上がるにつれて自動販売機からたばこを買う者の割合が急増する。例えば、高校三年男子では、喫煙する生徒の七四・四％が自動販売機から買っている。他にコンビニやたばこ屋から買う者の割合も、学年が上がるにつれて大幅に増える。女子生徒の場合も概ね同じような傾向が認められる。未成年者喫煙禁止法があっても、たばこ自動販売機が撤去されない限り、全く意味がないと言わなければならない。

一九九六年四月から、全国でたばこ自動販売機の夜間販売停止の自主規制の措置がとられた。

午後一一時から午前五時までの夜間販売停止ということだが、この程度のやり方で子どもたちの喫煙防止を考えたとすれば、笑止である。このような小手先のやり方はほとんどナンセンスであり、効果的防止策になることはありえない。実際その後の民間の調査でも、喫煙する子どもたちの多くは、堂々とたばこ自動販売機からたばこを入手していることが明らかになった。このようなやり方は、たばこ拡販者たちの一時逃れのパフォーマンスに過ぎない。

そもそも、全国に五〇万台のたばこ自動販売機を設置したのは、ほかでもないたばこ産業と利害をともにする全国たばこ販売共同組合連合会なのである。五〇万台のたばこ自動販売機の存在自体が異常を通り越して狂気の沙汰と言わなければならないのであり、子どもたちの喫煙増加の元凶をそのままにして、何が未成年者喫煙防止のための夜間停止かと言いたくなる。未成年者喫煙禁止法を実効性あらしめるためには、即刻自動販売機を撤去、廃止すべきである。

先進国で唯一日本だけがテレビのたばこコマーシャルを流し続けてきた。そして一九八九年、たばこコマーシャルの自粛時間帯をそれまでの夜八時五四分から一〇時五四分まで延長し、いかにも一歩前進のようなジェスチャーをとり、その実、先進国のどこの国も禁止または自粛しているテレビのたばこコマーシャルを流し続けるという愚挙をやって来た。そしてついに世界の喫煙規制の潮流に抗しきれず一九九八年四月、やっとテレビのたばこコマーシャルを自粛したのであった。たばこ自動販売機の夜間停止というやり方も、目先をごまかす点で、テレビの自粛時間帯の延長の場合とそっくりであるといえよう。本当に未成年者の喫煙防止を考えるのであれば、このようなごまかしは即刻やめて、たばこ自動販売機を全て撤去し対面販売に徹すべきである。

喫煙を煽る？　電車内の広告

次のような電車内の広告に見覚えがある方は少なくないであろう。「スポーツにも人生にもルールがある。ルールがあるからガンバれる。「たばこはハタチになるまで吸ってはいけない」これがルール」というあれである。

この広告は非常に巧妙である。この広告が、子どもたちに喫煙を煽《あお》っているものと言ったら、読者はどう思われるであろうか。「そんな馬鹿な」とか、「それは考え過ぎだよ」とか、あるいは、「読んだとおり、二〇歳になるまで吸ってはいけないと戒めている」などいろいろな意見があるかもしれない。だが、問題はそう簡単ではないのである。相手方は、莫大な資金力を有し、医学専門家を使ってたくさんの動物実験をやってきているだけではない。心理学者を使って、喫煙行動についての心理分析などを積み重ねている。第七章で詳しくふれるが、アメリカのたばこ会社が早くから「シックスティーン計画」という子どもたちをターゲットにした調査をしていたことが内部秘密文書の暴露によって明らかにされた。彼らは、長年の調査の結果、子どもたちを喫煙に誘導するのは、たばこの味ではなくイメージであることを早くからつきとめていた。これは企業秘密であったと言われている。そういう目で、先の広告をもう一度見てみよう。

子どもたちは、背伸びしたい、早く大人になりたいという共通した心理傾向をもつ。しかも、禁じられたりすると、それらを犯して、社会に刃向かう自分の姿に優越感を感じるという青年期特有の心理がある。たばこはそれらを満たす格好の材料になる。「たばこはハタチになるまで吸ってはいけない。これがルール」というこの広告は、その意味では、子どもたちに逆作用をもつ。ルールに従えと言われれば、破りたくなる。その子どもの心理を巧みについていると筆者は考える。だから、この車内広告が、日本たばこ協会や大蔵省主催のものというのには合点がいく。しかし、共催者として、総務庁青少年対策本部と警視庁の名があるのには驚いた。子どもたちの心理に疎いと言わざるを得ない。

たばこ産業や大蔵省の詭弁

反喫煙の市民運動は、一九七〇年代後半から今日まで、テレビ等電波媒体によるたばこCMの廃止、公共の場所や職場などの喫煙規制、たばこ自動販売機の撤去等について、たばこ産業や大蔵省へ抗議や要請に何度も足を運んできた。特に、子どもたちの喫煙増加を憂慮しつつ、テレビCMの廃止や自動販売機の撤去を申し入れてきたのである。ところが、耳を疑いたくなるほどの彼らの詭弁が繰り返されてきた。これほど子どもたちの喫煙が増加し、学校や家庭での悩み、トラブルで多くの人たちが心を痛め、苦労していろいろな角度から取り組んでいるというのに、たばこ産業や大蔵省の担当者は、「未成年者の喫煙は法律で禁じられているのだから、喫煙する未成年者は存在しないはず」などと言い、我々の要請をはねつけた。

しかし、ことは人間の生命と健康に関わる重大問題である。このような人を馬鹿にした対応でいつまでも逃げきれると考えているとしたら大間違いであろう。

驚くべき未成年喫煙の試算数字

先に見た中学、高校の生徒の喫煙に関するアンケート調査によれば、想像を越える多くの男女中学生、高校生がたばこに手を出している事態が明らかになった。ここにたばこの販売本数、喫煙者率、喫煙本数から見て、未成年者の購買本数と購買率を推定し、未成年者の喫煙増加の実態を明らかにする注目すべき次のような試算報告がある。

たばこ問題情報センター（代表渡辺文学氏）の試算によれば、数字から弾き出した未成年者の喫煙の実態は表4-2のとおりである。

この表によれば、未成年者の推定本数は、

一九七八年	六六億本
一九八八年	三三二億本
一九九六年	六〇一億本

となっている。

これを、全体のたばこ販売本数に占める率に換算すると、

一九七八年	二・二%
一九八八年	一〇・八%
一九九六年	一七・三%

となっており、たばこの販売増加に子どもたちが一役買っていることが明らかにされた。特に一九九六年度の未成年者の推定本数の急激な増加は目を疑うほどである。

表 4-2　データから推定される未成年者の喫煙本数と総販売本数に占める率

	総販売本数	購買（喫煙）本数	未成年者の購買率
1978	3,014億本	66億本	2.2%
1979	3,069	170	5.5
1980	3,040	201	7.0
1981	3,121	165	5.3
1982	3,151	158	5.0
1983	3,117	321	10.3
1984	3,126	299	9.6
1985	3,108	308	9.9
1986	3,084	353	11.4
1987	3,083	318	10.3
1988	3,064	332	10.8
1989	3,138	334	10.6
1990	3,220	367	11.4
1991	3,283	340	10.4
1992	3,289	451	13.7
1993	3,326	425	12.8
1994	3,344	397	11.9
1995	3,347	360	10.8
1996	3,483	601	17.3
1997	3,280		

（日本専売公社，日本たばこ産業（株）（JT）が調査し，マスコミに公表したデータにより計算）

未成年者喫煙禁止法を蘇らせよう

未成年者喫煙禁止法（明治三三年施行）があることは、大抵の人が知っている。しかし、この法律はたばこを吸った子どもたちを罰する法律だと勘違いしている人が案外多いようだ。その点を誤解している教師や警察官も少なくないらしい。それでは困るので、未成年者喫煙禁止法のおさらいをしておきたい。たった四条の短い法律である。

第一条　満二十年ニ至ラサル者ハ煙草ヲ喫スルコトヲ得ス

第二条　前条ニ違反シタル者アルトキハ行政ノ処分ヲ以テ喫煙ノ為ニ所持スル煙草及器具ヲ没収ス

第三条　①未成年者ニ対シテ親権ヲ行フ者情ヲ知リテ其ノ喫煙ヲ制止セサルトキハ一円以下ノ科料ニ処ス

②親権ヲ行フ者ニ代リテ未成年者ヲ監督スル者亦前項ニ依リテ処断ス

第四条　満二十年ニ至ラサル者ニ其ノ自用ニ供スルモノナルコトヲ知リテ煙草又ハ器具ヲ販売シタル者ハ十円以下ノ罰金ニ処ス

（罰金等臨時措置法及び刑法（第一五条、第一七条）により、第三条一項の科料は「千円以上一万円未満」に、第四条の罰金は「一万円以上二万円以下」と改正）

ご覧のように、第一条は未成年の喫煙を禁じているだけで、罰則は定められていない。処罰の対象になるのは、親権者と保護者、そして営業者である。

さて、昨年（一九九八年）一一月二五日付東京新聞が、「中一息子の喫煙止めぬ親に責任」〈広島で書類送検〉と報じている。「オヤジしっかりしろ!!」との見出しもあるこの記事によると、「広島県警三原署は、中学一年の息子（一三歳）がたばこを吸うことを制しなかったとして未成年者喫煙禁止法違反の疑いで無職の父親（六五歳）を書類送検した」とのこと。その内容というのは、中一の息子が八月頃からたばこを吸うのを見つけ、たびたび注意していたが、息子がたばこをやめず、外でも吸うようになったことから、世間体を気にして「家の中で吸ってくれ」などと言い、喫煙をやめるよう監督しなかった疑いとのことである。この少年の喫煙量は一日約一〇本。家庭ではこの父親だけでなく母親も喫煙者だったという。

今年(一九九九年)一月下旬、スポーツ紙の一面トップで大々的に報じられたのが、アイドルとして知られるジャニーズJr.の解雇問題であった。報道によると、一六歳三名と一五歳の四名がパーティの席上、飲酒・喫煙していたのが、写真週刊誌で報じられ、さらに警視庁の事情調査が入ったため、四名が解雇となり、出演していたテレビ番組を降板させられた。ジャニーズJr.は女子中・高生の固定ファンが多く、社会的影響の大きさを考えての処分だったのではないか。ただ、解雇処分された子どもたちの将来のことを考えると胸が痛む。子どもたちの喫煙を防ぐ社会一般の努力がもっと必要であり、そのことをないがしろにしたまま、一度の失敗で子どもの将来を奪ってしまうような処分は重きに失すると思う。

子どもの喫煙補導の実態

拙著『嫌煙権を考える』の中で、子どもたちの喫煙を理由とした補導状況の推移を表で紹介

表 4-3　不良行為少年(都内)喫煙補導人員(カッコ内は女子)

年次	不良行為総数	喫煙総数	不良行為総数に対する割合	小学生	中学生	高校生
1982	124,349 (18,079)	37,980 (2,054)	30.5 (11.4)	45 (5)	10,321 (636)	27,614 (1,413)
1983	109,856 (14,917)	32,548 (1,721)	29.6 (11.5)	30 (1)	8,732 (607)	23,786 (1,113)
1984	120,559 (16,243)	34,000 (1,572)	28.2 (9.7)	27 (0)	8,368 (628)	25,605 (944)
1985	132,405 (18,631)	34,643 (1,539)	26.2 (8.3)	17 (1)	7,030 (454)	27,596 (1,084)
1986	105,576 (16,296)	28,620 (1,327)	27.1 (8.1)	14 (0)	5,840 (396)	22,766 (931)
1987	114,567 (17,428)	30,340 (1,448)	26.5 (8.3)	28 (3)	6,590 (503)	23,722 (942)
1988	130,164 (21,547)	35,526 (1,827)	27.3 (8.5)	11 (1)	8,141 (706)	27,374 (1,120)
1989	78,301 (13,309)	27,009 (1,683)	34.5 (12.6)	17 (1)	6,504 (620)	20,488 (1,062)
1990	60,077 (11,028)	22,522 (1,783)	37.5 (16.2)	20 (0)	5,537 (588)	16,965 (1,195)
1991	64,455 (10,807)	25,246 (2,011)	39.2 (18.6)	24 (3)	6,082 (610)	19,140 (1,398)
1992	44,392 (7,638)	19,130 (1,735)	43.1 (22.7)	19 (1)	4,290 (504)	14,821 (1,230)
1993	38,446 (6,134)	17,994 (1,677)	46.8 (27.3)	13 (2)	3,624 (327)	14,357 (1,348)
1994	42,307 (6,501)	19,952 (1,787)	47.2 (27.5)	10 (0)	3,767 (325)	16,175 (1,462)
1995	40,228 (6,781)	19,318 (1,896)	48.0 (28.0)	15 (0)	4,084 (284)	15,219 (1,612)
1996	41,025 (7,574)	19,527 (1,965)	47.6 (25.9)	13 (1)	4,468 (387)	15,046 (1,577)
1997	40,821 (7,567)	20,547 (2,235)	50.3 (29.5)	14 (0)	5,156 (486)	15,377 (1,749)
1998	43,639 (8,123)	23,455 (3,044)	53.7 (37.5)	4 (0)	5,421 (584)	18,030 (2,460)

(警視庁生活安全部統計)

表4-4　不良行為少年の態様別補導人員の推移

	総数	喫煙
1988	1,336,004	540,044
1989	930,457	399,704
1990	752,755	332,911
1991	766,628	345,362
1992	684,060	320,451
1993	643,706	304,913
1994	683,175	320,501
1995	673,345	318,637
1996	741,759	346,895
1997	814,202	384,508

（警察庁生活安全局少年課統計）

しておいた（一五九頁表10参照）。その後の子どもたちの実態について、警視庁生活安全部少年第一課作成の「不良行為少年（都内）喫煙補導人員」によれば、表4-3のとおりである。特徴的なのは、次の二点である。

まず、一九八九年（平成元年）前は、都内の不良行為少年補導が全体で一〇万人台だったのが、この年を境にして七万八〇〇〇人台になり、その後補導少年の数が激減し、ほぼ四万人台で落ち着いていることである。

次に、不良行為少年の総数のうち、喫煙を理由に補導された少年の総数が、同じく一九八九年前は、概ね三〇%弱であったのが、この年を境に三〇%を大幅に越え、一九九二年（平成四年）から四〇%台になり、一九九七年（平成九年）から五〇%を越えたことである。つまり不良行為少年の総数は激減しているものの、そのうちの二人に一人は喫煙少年の補導であるということである。

これを全国的に見てみよう。表4－4は、一九八八年(昭和六三年)から一九九七年までの一〇年間に、喫煙を理由にして補導された少年の全国統計である。喫煙補導少年の数は年平均約三六万人弱であり、一日一〇〇〇人弱の子どもたちが喫煙で補導されていることになる。しかしこの数字は先に見た未成年者の推定喫煙本数から見るとあまりに少ない。文字どおり氷山の一角であろう。このように子どもたちの喫煙の実態は数字的にも明らかになり、その深刻さが社会的に警告されている。しかし、他方では、未成年者喫煙禁止法が死に体になっていることも明らかなのである。

表4-5　未成年者喫煙禁止法違反検挙状況

年次	総数	保護者	営業者
1982	219	154	65
1983	220	167	53
1984	136	91	45
1985	132	85	47
1986	65	33	32
1987	62	45	17
1988	40	32	8
1989	21	13	8
1990	28	13	15
1991	15	0	15
1992	10	4	6
1993	18	10	8
1994	10	3	7
1995	13	2	11
1996	5	4	1
1997	11	7	4

1999年2月現在

『嫌煙権を考える』の中で、未成年者喫煙禁止法違反検挙件数を紹介したとおり(一六一頁)、一九七七年(昭和五二年)から一九八一年(昭和五六年)までの五年間の検挙件数を見ると、いずれの年も二〇〇件を越えていた。そこで今回、その後の状況を見るため、警視庁広報課を訪ね、資料にあたってみて整理したのが表4-5である。一九八六年(昭和六一年)を境に検挙件数が激減している。一九九一年(平成三年度)の場合など、保護者の検挙がゼロ件となっている。

街中でも子どもたちの喫煙シーンが目立ち、各種の調査でも子どもたちの喫煙増加が指摘されているというのに、未成年者喫煙禁止法による保護者、営業者の検挙が激減し、事実上野放しになっていることが数字から明らかになった。

未成年者喫煙禁止法の趣旨は、子どもたちを取り締まるのが目的ではなく、保護者や営業者を取り締まるのが目的である。この法律は、世界でも例がないほど先見性のあるものであったと思うが、これでは、せっかくのよい法律も泣いていると言わざるを得ない。まさか大蔵省から取締り当局に圧力がかかっているとは思いたくないが、喫煙規制の世界的潮流を考えるとき、わが国のこの数字の流れは時代の要請に逆行しており、誠に不可解である。

一九九九年三月五日、全国禁煙・分煙推進協議会(会長市来英雄氏、全国七一団体)は、未成年者の喫煙が年々増加の一途にあって次代を担う子どもたち及び青少年の健康影響が憂慮されるとして、未成年者喫煙禁止法の実効性ある対策として次の二点を警察庁長官に要望した。

1　たばこの自動販売機は、未成年者喫煙禁止法第四条に抵触しています。従って未成年者が全く容易に入手できるたばこ自動販売機は撤廃されるべきです。

2　コンビニやたばこ屋等で未成年者がたばこを入手できないように、購入者に身分証明等の提示を求めるよう法制定し、違反者には、営業停止・免許停止処分を課すなど、第四条の罰則を強化・改定して下さい。

未成年者喫煙禁止法は一九〇〇年（明治三三年）四月一日施行であるから、来る二〇〇〇年は、制度発足一〇〇周年にあたる。近時急増している子どもたちの喫煙を防止するためには、まずもって子どもを取り巻く大人社会の環境整備が急務である。子どもたちは自動販売機だけでなく、たばこ小売店の対面販売でもたやすくたばこを手に入れているという調査報告もあり、現状が放置されることは許されない。子どもたちを取り締まるという発想ではなく、子どもたちがたばこを入手できないように、子どもたちにたばこを売らないように、販売業者を取り締まるのが先決である。そして、子どもたちをたばこに誘う巧妙なたばこの宣伝をチェックすべきである。全国禁煙・分煙推進協議会の警察庁長官への要望が真剣にとりあげられ、実効性ある未成年喫煙防止対策がとられるよう願ってやまない。

感受性の窓が開いている

「親が子どもに残すことができる最大の遺産は、子どもにたばこを覚えさせないことである」

これは今は亡き平山雄博士の有名な言葉である。平山博士は、市民運動のシンポジウムなどでこんな発言もしていた。

「子どもの喫煙は体を張ってでも阻止しなければならない」

平山先生はどうしてこれほどまでに過激な言葉を吐き続けられたのか。

「感受性の窓が開いている」

筆者が先生から直接お聞きして耳に強く残っている言葉である。子どもが病気をすると、その進行が早いということはよく聞く。反対に治り始めるとこれまた早い。子どもの体の細胞は若々しく、細胞分裂が活発だからである。だから小さな細胞の遺伝子が何かの拍子に傷つくとしよう。その後細胞分裂が起きる時、複製される遺伝子に突然変異が生じる。これががん細胞誕生のメカニズムである。突然変異を起こした遺伝子細胞が若い体に根づいたことになる。

我々人間の一生の中で、細胞分裂の最も盛んな時は胎児期であると言われる。次いで乳幼児期、学童期、思春期、青年期と続く。「感受性の窓が開いている」というのは、要するに細胞分裂が盛んで、細胞が傷つきやすいということである。このように見てくると、「子どもの喫煙は体を張ってでも阻止しなければならない」と言っていた平山博士の言葉の意味の深さに合点がいく。

母親が妊娠中に喫煙するなどということはあってはならないはずだが、日常的に目撃することもある。嫌煙権運動が広がる中、母子手帳には喫煙の害についての警告がなされるようになった。妊娠中の喫煙は、胎児にニコチンを吸わせ、大事なお腹の中の赤ちゃんの遺伝子を傷つけることになるのである。デンマークの女性心臓学者アスムッセン博士が行なった胎児の血管細胞についての調査は、喫煙する妊娠中の母親の胎児の血管細胞は例外なく異常であったと報告している。妊娠中の母親の喫煙は我が子に対する虐待であることを知らなければならない。

これは母親の直接喫煙の場合だが、乳幼児や幼い子どもたちの周囲での喫煙も実は大変なことである。幼い子どもたちの細胞を間接的に傷つけていることになるからである。子どもたちの喫煙が増加し、ますます低年齢化しているとのデータを見て、改めてたばこ拡販政策の犯罪性を思う。

〝成人病〟は子どもの時期に芽生える

かつてテレビのクイズ番組で「成人病とは何と何ですか」などという質問が出され、がん、心臓病、脳卒中と答えると正解とされた。クイズ番組の問題に登場するほど成人病はよく知れわたった。ところが、この成人病という概念は、実は、行政の大失態であった。なぜか。成人病というと、誰でも成人になるとかかりやすい病気というイメージがある。要するに成人病という病気の原因には成人になってから出会う、ということである。しかし、がんにしても、心臓病にしても、脳卒中にしても、その原因は、成人になってからではなく子ども時代に芽生えることをしっかり認識しなければならない。林俊郎氏(目白学園女子短大教授)はその著『生活習慣病が日本を滅ぼす』の中で、「成人病という用語を作り上げる前提となった概念は重大な誤りと言わなければならない。なぜなら、成人病の源には成長期を過ぎてから遭遇するのではなく、むしろまだ幼い成長期にこそあるからである」と警告している。実際、様々な病気の原因に出くわした時、細胞分裂の盛んな胎児期、乳幼児期、青春期の子どもたちは、重大な影響を受けると言わなければならない。

WHOの一九九八年世界禁煙デーメッセージ

一九九八年五月三一日の世界禁煙デーにあたり、WHOは世界中に次のメッセージを発表した。

「たばこは人の健康を損ない、命を奪うという確実な証拠を五〇年以上にわたり私たちはつかんできました。それは毎日のように発表されています。それなのに毎日何千人もの世界の子どもたちが喫煙を開始し、彼らの多くがニコチン依存症のままいずれ殺される運命の扉をたたいています。また受動喫煙が危険である証拠は明白なのに、子どもたちをそこから遠ざけることができない状況です。なぜこのような矛盾が起きているのでしょうか。なぜ私たちはこの許し難い状況を変えるためにもっと努力しないのでしょうか。

私たちの使命が世界中の人々の健康を守ること、とりわけ子どもたちの健康を守ることにあることを想起する必要があります。子どもたちの喫煙開始の動機は複雑です。家族や映画スター、スポーツ選手などの喫煙にも左右されます。教師や医師、看護婦は、子どもたちの手本であるべきなのに、彼らの喫煙率は恥ずかしくなるほど高い国が数多くあります。

子どもたちの喫煙を本当に減らそうと思うなら、大人は手本を示す責任があります。そして社会の指導層の人々は、たばこの害のない社会環境を築いていく責任があります。

たばこの宣伝広告は、子どもたちの喫煙の中心的役割を果たしています。きらびやかな雑誌やなめらかなレースカーの車体に描かれたたばこCMは、子どもたちに対し喫煙は魅力的で、大人のしるし、良い習慣だという誤ったメッセージを伝えます。

たばこ産業がいくら言い訳をしても、内部資料にはずっと以前から子どもたちがたばこを吸うように願っていたと書かれています。たばこで早死にした喫煙者の穴埋めをしなければ、たばこ会社の存立が危うくなります。こうした新たな喫煙者の大部分は一〇代の子どもたちです。友人の喫煙の影響もありますが、その友人も大人の喫煙やたばこCMで吸うようになった可能性が高いのです。

毎年、三五〇万人がたばこで殺されています。この災厄を防ぐ包括的規制策は、①強力な禁煙教育プログラム、②たばこ税の増額、③たばこの宣伝広告の全面禁止、④学校と公共施設の禁煙化などです

これでがんや心臓病・肺の病気で犠牲になる人を大幅に減らせます。こうした対策を講じてきた国は大きな成果をあげることができました。

そこで、WHOは加盟国に対し、規制策の国際協定を締結するよう要請しています。強大なたばこ既得権者たちは、規制策を徹底的に妨害してきましたが、私たちは重大な決意で早急にこれを実施に移さなければなりません。

たばこをめぐる矛盾した社会的状況の中で、子どもたちが決してたばこに手を出さず、誘惑に負けない力をつけることが私たちの任務です。わたしたちはいかなる抵抗があろうとも、世界中の子どもたちの健康を守るために立ち上がらなければなりません。今こそ私たちはこぞって、子どもたちが文字どおり「無煙世代」として成長するよう断固たる決断をすべき時です」

ＷＨＯのブルントラン新事務総長は、去る一九九八年一〇月二〇日、ジュネーブで開かれた保健専門家等との会合において、「たばこ対策は、各国政府の努力だけでは成功しない。国際的な対応が必要だ」と述べ、たばこ対策で国際条約を締結するよう提唱した(一〇月二一日付朝日新聞)。新条約には、広告、包装につける表示、輸出入、課税などでのたばこ規制を含み、数年以内の実現を期すという。

ＷＨＯの推計では、このまま放置しておくと、たばこに関連した病気による死者は二〇二〇年までに、欧州の全死亡の約二割に達すると指摘している。

ついに登場、日本に青少年無煙の町宣言

茨城県八千代町が一九九八年一一月二二日、「青少年無煙の町」に関する宣言をした。

宣言は「心身の成長過程にある青少年がたばこの害により、健全な成長が阻害されることは広く認められているところです」と指摘。そして、新しい時代を担う青少年が、たばこの煙に直接、間接に触れることなく健全に成長することを願い、①家庭と地域社会及び行政の緊密な連携、②青少年喫煙の害についての継続的な啓蒙活動、③小・中・高等学校の校内無煙化、④文教地域でのたばこの宣伝の自粛、⑤たばこの完全対面販売をめざし自動販売機の段階的撤

去、を宣言している。

この八千代町の「青少年無煙の町宣言」は、平間敬文医師の長年にわたる中学、高校での禁煙講演の尽力が積み重なって大きく結実したものであり、今後全国に波及することが期待される。

第5章　たばこ宣伝マンの罪と罰

ボストン法律家会議から

一九八九年七月、筆者はボストンのノースイースタン大学で開催された、R・デイナード教授主催の第五回「たばこ会社の法的責任を問う法律家会議」に出席した。この会議は、今後のたばこ会社の法的責任を問う法律家の国際会議で、アメリカ、オーストラリア、バングラデシュ、そして日本の法律家総勢五〇名が参加して活発な議論がなされた。会議の冒頭、デイナード教授は、「たばこ会社の陰謀(conspiracy)」について言及した。教授は、パーマー対リゲット・マイヤーズ事件(長年の常習喫煙の結果肺がんになって死亡したパーマー氏の夫人が、リゲット・マイヤーズたばこ会社を訴えた事件)で入手されたたばこ会社の内部資料を配布した。

アメリカでは、一九六四年に米国公衆衛生総監の『喫煙と健康』報告書が出された。ここで、「紙巻きたばこはアメリカにとって適切な対策を必要とする重要な健康被害」であること、「紙巻きたばこは男性の肺がんの原因であり、女性の肺がんでも同様のことが疑われる」こと、「他の病気についても因果関係が認められるものは少なくない」など、喫煙とがんとの関係について米国史上初めて公式に報告されたのである。その三年後の一九六七年、公衆衛生総監報告はさらに内容が強化された。「紙巻きたばこ喫煙が肺がんの主原因であることには圧倒的証拠があり、冠状動脈性心臓病死亡原因である可能性も強い」、「紙巻きたばこは慢性呼吸器疾患の最も重要な原因」などと報告されている（詳細は、巻末の「アメリカ政府の取り組み」参照）。

アメリカでは、一九六五年からたばこのパッケージに、「注意、紙巻きたばこ喫煙はあなたの健康に危険をもたらす可能性があります」（Caution: Cigarette Smoking May be Hazardous to Your Health.）との表示がなされた。しかしリゲット・マイヤーズたばこ会社は、法廷で、一九六五年以前は喫煙の有害性について知らなかった、と主張していた。ところが、一九五〇年代の中頃までに、リゲット・マイヤーズたばこ会社は、喫煙が中毒性をもち、肺がん、喉頭がん、食道がん、膀胱がん、潰瘍、動脈瘤などの原因となることの確かな証拠を摑んでいたという内部資料が明らかになった。ボストン在住のロバート・ポッター弁護士が一九八五年にこれらたばこ会社の内部文書を公開して、全てが白日のもとにさらされたのである。

アメリカたばこ会社宣伝マン、ゴーリッツの転向

ボストン法律家会議で、もう一つの注目すべき報告がなされた。アメリカたばこウィンスト

ンの宣伝マンで有名なデービッド・ゴーリッツ(当時三九歳)が特別講師として壇上に上がり、転向を明らかにした。

彼は、それまで、〝Mr.ウィンストン〟と呼ばれるほど有名なたばこ宣伝マンであった。山登りの場面やヘリコプターを使っての救援場面など、読者の中にも見覚えのある方もおられるかもしれない。いかにも逞《たく》しく、格好いい印象を与える宣伝であった。

彼は二九歳の時からフィラデルフィアでモデルとして活躍したが、三一歳でレイノルズたばこ会社の専属となり、ウィンストンの宣伝マンとなった。当時、ウィンストンの売り上げを全米四位から二位に引き上げたほどたばこ売り上げに貢献した。彼自身、一四歳の時から二四年間喫煙していた。多いときで一日三箱半も喫煙していたという。ところが、一年ほど前から顔と足の感覚がなくなり、歯ぐきから出血して二回も手術した。ヘリコプターを使っての救援場面の撮影の時など、息切れがするようになり、喫煙の害について強く認識するようになった。そしてついに三八歳で禁煙に踏み切ったという。それまで、家庭内でも喫煙しながら食事したり、喫煙しながら水泳したり、ジョギングまでしていたという。自分が七年間もたばこ会社の片棒をかついで、子どもたちの世代に喫煙習慣を植え付けるという恐ろしい犯罪的行為をしていたことを恥じている、自分の三人の子どもたちにもすまないと思っている、と語った。

さらにゴーリッツ氏は、Mr.ウィンストンであった七年間、年一〇万ドルの報酬を受けていたと言い、他の宣伝マンの誰も本当には喫煙する者はいないとつけ加えた。

そしてレイノルズたばこ会社の幹部と話した時、そのうちの一人が「あんなものは吸わない」と言ったので、その理由を尋ねると、彼は「我々はただ売るだけだ。若者や貧しい人、ブラック、そして馬鹿な奴に買わせるのだ」(We just sell it. We reserve it to young, poor, black and stupid people.)と答えたという。最後に彼は、「自分は人間の良心に背けない。今後は東南アジアの国々を回って何が真実かを話したい」と締めくくった。

マルボロマン、肺がん死

長年フィリップ・モリスたばこ会社の宣伝マンであったウェイン・マクラレンが、一九九二年七月二二日、カリフォルニア州ニューポート・ビーチのホーグ病院で、肺がんのため五一歳で死亡した。

ハリウッドのスタントマンであり、ロデオの騎手でもあったマクラレンは、頑強でハンサムなマルボロスモーカーのイメージを作り出すため、世界中の雑誌、看板広告のモデルとして起用された。彼自身約三〇年間毎日三〇本吸う喫煙者だった。

英国テレビ製作の「タバコ・ウォーズ」の番組の中で、マクラレンは、肺がん患者としての苦悩と喫煙の愚かさについて語った。

「私はたばこの虜になってしまい、大幅に生命を縮めることになってしまった」

「私は、自分がたばこの広告に出たことを申しわけないと感じている。最初私はたばこを吸えばどうなるか知らなかった。今は知っているが、遅すぎた」

「私が宣伝した製品が人々を殺したことを思うと、耐えられない気持ちだ」

「がん患者として経験しなければならない悲惨さ、痛み、苦悩と比べれば、たばこを吸う価値などないことを人々に気づかせるために、使える時間を全て使いたいと思っている」

「ただ一つ私にわかっていることは、たばこメーカーは、自分たちの作っている製品が人々を殺しているという事実を全面的に否定しているということだ。過去三〇年間に公表されたあらゆる医学的、科学的知見を前にして、どうしてそんなことができるのか、私にはわからない。私の理解を越えている。どうしてたばこメーカーはこれを否定できるのか私には全くわからない」

マクラレンは、一九九二年の春、マルボロのメーカーであるフィリップ・モリス社の株主総会に出席し、同社のたばこ広告を控えるよう訴えた。

彼の母親は、「あの子が最後に言ったことの一つは、子どもたちを頼む、たばこは人を殺す、私は生き証人だ」というものであったと語った。

日本の俳優、タレントのたばこ宣伝

「ガツンとくる味」(「ネクスト1㎎」)の島田紳介氏の広告について考えてみたい。これはフィリップ・モリスの広告であり、アメリカたばこ会社が米国内で頭打ちになっているたばこの消費の落ち込みを取り返すべく、日本のタレントを使って日本の若者をターゲットにした宣伝である。イメージ広告そのものとしては、非常にうまいと言わざるを得ない。昨年(一九九八年)は、一般紙の社会面や政治面でも、何かにつけて「ガツンとくる○○」などという使い方が一種の流行となった。その前は、高倉健氏がたばこの宣伝に登場し、多くのファンから抗議が起こったらしい。しかし抗議よりも、子どもたちに受け入れられた割合の方が圧倒的であったと思われる。

筆者は、たばこCMに登場する有名人に物申したい。あなた方が個人として喫煙することにとやかくいうつもりはない。しかし、ほとんど連日といってもよいほど、新聞報道、雑誌等で喫煙の害が叫ばれ、特に子どもたちの喫煙をどう食い止めるか、毎日苦闘している小・中・高校の先生方がたくさんいる。全国の学校をボランティアで回り、喫煙の害を啓蒙して歩いている医師たちがいる。一般の市民運動のメンバーの多くの者は、皆ボランティアでポイ捨て防止の活動に精を出し、公共の場所の分煙化を求めて日夜活動をしている。

名の知れた俳優、子どもたちのアイドルのタレントが、有害であることが世界的レベルで明らかにされているたばこの宣伝マンに、無神経に成り下がっているのはなぜなのか。あなたのCMを見て、カッコよいと思い、喫煙し始める子どもたちが全国に大勢出ていると思われる。将来の喫煙者予備軍としての子どもたちをターゲットにして、一生の顧客として早いうちから子どもたちをニコチンの依存症にさせる、それこそがたばこ産業の戦略なのだ。たばこ産業のねらいは一目瞭然であり、そのためにこそあなた方有名人に多額の出演料を支払っているのだ。テレビの生放送のゲストに招待される話と同レベルの軽い気持ちで、たばこの宣伝マンをやっているとしたら、あまりに無神経なだけでなく、罪深いことと言わなければならない。

俳優緒形拳氏の「たばこは大人だけに許されたたしなみです。だから甘えは許されませんよね。私は愛煙家です。私は捨てない」という例のマナー広告についても苦言を呈しておきたい。あれは一見マナー広告のように見える。しかし、本当はたばこの宣伝なのである。「私は捨てない」というところは、確かにマナーを言っている。しかし、このコマーシャルの狙いはそこにはない。「私は愛煙家です」というところが、この広告の狙いであり、ポイントなのである。これは、若者に対するイメージ広告である。有名俳優を使ったイメージアピールは、若者には非常に効果的である。「愛煙家」というアピールを緒形拳氏に言わせて、喫煙のイメージをプラスにしているだけでなく、あの素敵な緒形拳さんだって喫煙者だ、という喫煙に対する肯定的雰囲気を醸成しているのである。

だいたい、「愛煙家」というのが言葉のごまかしである。新聞、テレビのジャーナリストは無造作にこの言葉を使い過ぎている。たばこを吸う人は smoker（喫煙者）であって、喫煙を愛する人などという外国語は本来存在しないはずである。いくつかの喫煙者に対するアンケート調査によれば、「本当はやめられればたばこをやめたい」と回答する喫煙者が七〇％を越えているのである。「本当はやめられればたばこをやめたい、しかし禁煙できずに苦しんでいる」という喫煙者をなぜ〝愛煙家〟などと美化するのか。それは、たばこ拡販政策者たちのイメージ作戦の表れなのであって、無造作に愛煙家などという言葉を使うことは、かれらの戦略にまんまとひっかかっているのだ、ということに気づかなければならない。

喫煙することを趣味嗜好のうちに入れる人がいる。しかし、本来趣味嗜好の場合、「本当はやめたいのだがやめられないで苦しんでいる趣味嗜好」などというものがほかにあろうか。言葉の使い方一つにしても、無神経に使うことには気をつけたい。知らず知らずのうちに、〝死の商人〟たちの戦略にひっかかって平気でいるというのでは、あまりに情けないではないか。

次に、最近、テレビの生番組などで、人気のタレントがしきりに喫煙するシーンが目立つようになった。これなど、タレント個人の資質の問題というだけでなく、実は、たばこ会社がたばこを差し入れて、放送時間帯の中で、できるだけ喫煙するように仕向けているのだという。筆者がたまたま目撃したのだが、一九九九年三月二〇日朝一〇時放映の日本テレビの「素顔公開!! ㊙健康法」という番組で、ゲストの俳優に、司会者が「番組からのプレゼントです」と言って葉巻をケースごと贈呈するというシーンがあった。そしてゲストがその葉巻を公園のベンチでくゆらすと、女性アシスタントが「ジーンズと葉巻がカッコイイ」ともちあげていた。その後で、その俳優が、「健康が基本です」と語るという展開であった。「健康法」という番組の中でのシーンであり、葉巻はいかにも不自然であった。テレビのたばこCMが自粛されてから、このようなヤラセ的番組が増えているが、テレビ局の見識を疑う。日本たばこ(JT)が陰のスポンサーになっている可能性もあり、今後テレビ番組の監視が必要である。実は、アメリカでも同じような問題があり、カリフォルニア大学のスタントン・グランツ教授が調査し、テレビでの喫煙シーンに対するたばこ会社の意図的働きかけがあったことを報告している。

一九九八年四月から、テレビ等電波媒体でのたばこの宣伝が自粛されたばかりである。しかし、たばこ会社がそのつけの回収を図るため、隠れてタレントたちに番組中喫煙させることを意図的にやっているとすれば、誠に許しがたいと言わなければならない。また、テレビという公共放送の番組の中で、子どもたちがたくさん見ている現実を知りながら、タレントたちが自由にたばこを吸うのを放任している番組製作者たちの無神経さと良心のなさ、そして責任を問いたい。ましてや、陰でのたばこ会社の形を変えた巧妙な戦略が見え隠れするのであるから、テレビ製作者の見識によって、そのようなあり方を反省して改めるよう訴えたい。

アメリカの有名な女優ブルック・シールズは、ボランティアで反喫煙のCMに出演している。ブルック・シールズと同じことをせよ、とまでは言わないが、せめて、子どもたちに喫煙を煽ることとの片棒を担ぐのはやめてもらいたい。俳優の藤山寛美氏は、亡くなるまでコマーシャルに出なかったことで知られている。一つの見識であろう。タレントとして有名なのは結構なことである。その立場を利用して、社会をよくする活動に参加することなど、人間の生き方として大いに価値あることだと思うがいかがであろうか。アメリカの大リーグでマグワイア選手とホームラン競争をして世界中に知られるところとなったサミー・ソーサ選手が一九九八年秋来日した折、彼の言動は多くの人々に希望と感動を与えた。日本の児童養護施設を訪ねて子どもたちを励まし、阪神・淡路大震災の時に使われた仮設住宅を大量に買いこんで、数千万円の輸送費を個人負担して、それらを大地震に見舞われた祖国ドミニカに運んだとテレビが報じていた。人間的で、しかも見識のある彼の生き方に拍手を送りたい。

たばこの宣伝に一役買っている日本のタレント諸氏に改めて言いたいのは、特に喫煙の害が、将来子どもたちの健康や生命にかかわることを考えるとき、その責任は重大なはずだということである。マルボロマンやMr.ウィンストンの嘆きと反省に耳を傾けてほしい。

第6章　アメリカのたばこ裁判では何が起こっているのか

アメリカたばこ会社の巨額和解

アメリカでは、一九五〇年代からこれまでにたばこ会社に対する製造者責任を問う裁判の件数が約一〇〇〇件にのぼっている。現在継続中の事件は八〇七件と伝えられる。

これまで負け知らずだったアメリカのたばこ会社が、一九九八年一一月、総額で二〇六〇億ドル(約二四兆円)という天文学的賠償金を四六の州政府に支払うことを内容とする和解に合意した。阪神・淡路大震災の被害総額が九兆九二六八億円と公式に算出されているが、今回の和解金額はその約二・五倍でありいかに莫大な金額であるかがわかる。

アメリカのたばこ裁判は劇的展開を示している。ここでたばこ裁判を歴史的に概観してみたい。

アメリカたばこ訴訟概観

アメリカのたばこ訴訟には三つの波がある。

第一の波は一九五〇年代から一九六〇年代の初めまでの約一〇年間であり、この時期には、たばこ会社の詐欺的広告への喫煙者の信頼が争点となった。

第二の波は一九八〇年代から一九九〇年代の初め頃までの約一〇年間で、たばこの危険性それ自体を争点とする不法行為による損害賠償請求が主である。

第三の波は一九九〇年代以降であるが、たばこ会社が一九六〇年代以降三〇年間も、ニコチンの量を操作していたことやたばこの有害性を認識していたことが、暴露された秘密内部文書によって明らかにされた。そして、新たな戦術として医療費負担者からたばこ会社への賠償請求の裁判が登場する。

まず、第一の波の時期で有名な事件としては、グリーン事件、ラティグ事件、ロス事件、プリチャード事件などで、いずれも長年喫煙した結果、肺がんや喉頭がんに罹患したたばこ病患者が、たばこ会社を訴えたものである。喫煙と肺がんなどとの因果関係は肯定されたが、喫煙者自身が喫煙の危険性を承知で喫煙したとして(危険引受の理論)敗訴になったケースがほとんどである。

第二の波の一九八〇年代にたばこ会社に勝利したのは、唯一ローズ・チポローン事件だけである。

ローズ・チポローンは、リゲットたばこ会社のチェスターフィールドを一日一箱半、五八歳で死亡するまで約四〇年間吸い続けた。途中同社のL&Mに切り替えたが、一九八一年肺がんのため右肺を切除、翌八二年左肺を切除した。家族からたばこをやめるよう説得されたが、やめられず両肺なしでも喫煙し続けた。八三年になってやっと禁煙できたが、八四年に死亡するに至ったものである。ローズ・チポローンは八三年、リゲット・グループを被告としてニュージャージー州連邦地裁に訴えた。同地裁陪審は五年間の審理の結果、一九八八年六月一三日、リゲット社に四〇〇万ドル(約四七二〇万円)の支払いを命じた。

アメリカでは一九六五年から、たばこに有害表示が義務づけられているが、それ以前にもたばこ会社は健康への警告をすべきであったのに怠っていたとして、六五年より前のローズの喫煙について、たばこ会社に責任があるとした。要するに、ローズの喫煙について、八〇%はローズ個人の責任、二〇%はリゲットたばこ会社の責任とされたのである。

主任弁護士との会見から

筆者は、一九八八年六月から二か月間ボストンのハーバード大学に遊学していたので、その機会を利用してニュージャージー州へ飛び、チポローン事件の主任であったM・エデル弁護士にインタビューを試みた。

エデル弁護士によれば、裁判所による証拠開示（discovery）の結果、たばこ会社が所持していた、喫煙の有害性を証明する数々の内部文書が法廷に提出されることになったという。例えば、その中の一つ、たばこ会社のコンサルタントからリゲット社のために用意された報告書があり、それによると、「紙巻きたばこの中には、①がんの原因となり（cancer causing）、②がんを促進し（cancer promoting）、③毒性を有し（poisonous）、④刺激的で快楽をもたらし香りのよい（stimulating, pleasurable and flavorful）、生物学的活性物質が存在する」と記載されている。

たばこ会社側は原告に対し次のように反論した。

「チポローンは、夫や家族からたびたび喫煙をやめるよう警告されてきた。彼女は喫煙が危険であることについて十分な知識を持っていた。それにもかかわらず喫煙が好きなために、自ら喫煙することを選択してきた」

これに対するエデル弁護士の反論は次のとおり。

「チポローンは、たばこが安全だというたばこ会社の宣伝を信じて喫煙したが、いったん喫煙習慣がつくと、依存症になってしまい、やめようとしてもやめられなかった。要するに、彼女には、自由な選択が与えられていたとは言えない」

エデル弁護士は筆者に次のように語った。

「たばこ会社の内部資料が次から次に明らかになり、たばこ会社の威信は大いに傷ついた。これからはたばこ会社は、たばこに依存性がない、などということは言えなくなった」

しかし史上初めての勝利評決の後、チポローン事件は控訴審で逆転敗訴になる。高裁は、連邦法がたばこの有害表示の分野を専占（preemption 連邦法に反する州法は無効とされるという意味）したと解されるから、たばこの警告表示の欠陥を理由とする州法にもとづく不法行為請求はできない、としてチポローン側を敗訴させた。そしてこれに対するチポローンの上告に対し、連邦最高裁は、有害表示については高裁の専占理論を支持する一方で、しかし連邦法がなかった一九六五年以前は通常の過失責任を問うことも可能であると判示した。

だが、その後原告だった夫も死亡し、残った子どもと法律事務所も多額の訴訟費用の負担に耐えきれず、チポローン側は訴訟を続けるのを断念した。

たばこ会社の内部秘密文書の暴露

さて、第三の波は一九九〇年代以降である。アメリカのたばこ訴訟に大きな変化が見え始めた。アメリカたばこ業界はたばこの有害性を認識していたのに、たばこ拡販政策のために数えきれないほどの違法行為をしてきたことが明らかにされた。前述のように、アメリカのたばこ会社は一九六〇年代の頃からたばこの有害性を知っていたことやニコチンの量を操作していたことなどが、たばこ会社自身の内部秘密文書の暴露によって白日のもとにさらされることになったのである（この内部秘密文書は一九九八年四月二二日からインターネットで公開されている。http://www.house.gov/commerce/TobaccoDocs/documents.html）。

個人訴訟の勝利評決

チポローン事件の後、個人訴訟で二件目の勝利評決が出た。カーター対ブラウン&ウィリアムソンたばこ会社事件である。

一七歳の時から四四年間喫煙した結果肺がんになった原告が、一九九五年二月一〇日、ブラウン&ウィリアムソンたばこ会社を訴えた。たばこの警告表示に関して、被告たばこ会社の不法行為責任を追及したのである。

フロリダ州連邦地裁陪審は、たばこには欠陥があり、たばこ会社は喫煙の危険性について適切な警告をしていなかったと認定し、被告たばこ会社に七五万ドル（約八八五〇万円）の賠償を命じる評決を下した。

けれどもこの事件は、被告たばこ会社が控訴した結果、逆転される。フロリダ州控訴裁判所は、一九九八年六月、「出訴期間を徒過した」という理由で、連邦地裁陪審評決を覆したのである。「出訴期間の徒過」という形式的理由で原審の判断をひっくり返すというのはどういうことなのであろうか。

卯辰《うたつ》昇氏の「米国タバコ訴訟の新たな展開」(『早稲田大学大学院法研論集』第八八号、一九九八年)は、アメリカのたばこ裁判をめぐる歴史的経過と具体的事件の展開を論じた中で、その点の詳細な紹介をしている。

原告の主張によると、一九九一年一月二九日に咳や血痰が出て体の異常を感じたため、二月四日に医師の診察を受け胸部X線撮影をとる。その際、医師から肺がんあるいは肺結核の疑いがあると指摘され、専門医の精密検査を指示され、翌五日に専門医の診察を受ける。その後専門医による気管支鏡検査を受け、二月一二日の肺細胞検査の結果、二日後の二月一四日に医師から肺がんと宣告された。

このような事実経過を見ると、原告が肺がんを告知されたのが二月一四日であるから、原告はこの日までは確実な病状を知らなかった。原告は法廷でこのように主張した。フロリダ州控訴裁判所が、この点をどう認定したかというと、原告は二月五日までには喫煙による肺がん罹患の事実を知っていたかあるいは知り得べきであったとしたのである。

原告の提訴は一九九五年二月一〇日であった。一方フロリダ州法では出訴期限が四年間と定められているので、一九九一年二月一四日に原告が肺がんであることを知ったと認定した場合は、時効四日前ということでセーフとなる。しかし裁判所は前述したように原告は二月五日までには喫煙による肺がん罹患の事実を知っていたかあるいは知り得べきであったと認定したために、時効完成五日後でアウトとしたわけである。

事実経過を見ると、原告に対する肺がん告知が二月一四日であるから、控訴審のこの点に関する認定には無理があり、その合理性に疑いが感じられる。

しかもこのたばこ病訴訟において、たばこ会社は敗訴から逆転勝訴ということになったのであり、その結果の重大性を考えると、このような出訴期間徒過という単なる手続き的なことで、原審の陪審評決を破棄した控訴審の判断には納得しかねるものがある。

次に個人訴訟による三番目の勝訴が、同じフロリダ州地裁で下された。六七歳で肺がんのため死亡したロランド・マドックスの妻と娘がブラウン&ウィリアムソンたばこ会社を訴えた事件で、一九九八年六月一〇日、同地裁陪審は、五〇〇万ドル(約五九〇〇万円)の損害賠償金のほか、懲罰的損害賠償として四五万ドル(約五三〇〇万円)の支払いをブラウン&ウィリアムソンたばこ会社に命ずる評決を下した。たばこ会社に懲罰的損害賠償が認められたのは史上初めてのことである。

陪審は、たばこ会社が適切な警告表示をしていなかったことに過失があるとし、さらに肺がん死したマドックスが吸っていた同たばこ会社のラッキーストライクには欠陥があるとした。陪審は、被告たばこ会社が、他のたばこ会社と共謀して喫煙の危険性を意図的に隠蔽《いんぺい》したことも認定した。実はこれより一か月前の同年五月に、ミネソタ州がたばこ会社を訴えた医療費求償訴訟で、六一億ドル(約七二〇〇億円)の支払いで和解が成立したが、この裁判でたばこ会社の内部秘密文書が法廷に提出されており、このことが本件陪審評決の決定的要因となったとみられている。

この事件は敗訴したブラウン&ウィリアムソンたばこ会社が控訴していたが、一九九八年八月一三日、フロリダ州連邦高裁は、連邦地裁が、被告たばこ会社が求めていた裁判地変更を認めず事実審理を進めたことには裁量権の逸脱があるとして、原告居住地の郡の裁判所に移送決定している。

そして今年(一九九九年)二月、個人訴訟による四番目の勝訴のニュースが報じられた。ロサンゼルス在住のクラブ歌手パトリシア・ヘンリー(五二歳)は、一五歳から喫煙し始め、マルボロを一日平均三箱吸うヘビースモーカーであったが、昨年肺がんと診断された。医師からは既に手術ができる状態ではないと宣告されたという。

ヘンリーはアメリカ大手たばこ会社フィリップ・モリスを被告としてカリフォルニア州裁判所へ提訴した。陪審は、二月一〇日、医療費や慰謝料など一五〇〇万ドル（約一億七七〇〇万円）の損害賠償のほか、懲罰的損害賠償として五〇〇〇万ドル（約五九億円）の支払いをフィリップ・モリスに命ずる評決を下した。州政府とたばこ会社との間の医療費求償訴訟で、たばこ会社がたばこの発がん性や中毒性に関する情報を隠していたこと、未成年者をターゲットにしていたことなどがたばこ会社の内部秘密文書から明らかにされ、この裁判の陪審員を激怒させたというエピソードも伝えられている。

さらに、個人訴訟で五番目の勝利評決のニュースが飛び込んできた。ジェシー・ウィリアムズは、マルボロを四〇年間にわたって毎日六〇本吸い続けた結果肺がんに罹り、二年前に六七歳で死亡した。そこでウィリアムズの妻ら遺族が、フィリップ・モリスたばこ会社を訴えた事件で、一九九九年三月三〇日、アメリカ・オレゴン州の巡回裁判所陪審は、原告らの訴えを認め、八一〇〇万ドル（約九五億五八〇〇万円）の支払いをフィリップ・モリス社に命ずる評決を下した。個人訴訟での最高額の賠償となった。

医療費求償訴訟の激震

これまで述べてきたように、従前のたばこ訴訟はいずれも個人の肺がん患者等が原告となって、たばこ会社を訴えたものである。しかし、この裁判の流れが大きく変わったのは、州政府の医療費がたばこ病患者のために過大な出費を余儀なくされたとして、州政府が原告となってたばこ会社を訴えたことに始まる(医療費求償訴訟)。この発想については、デイナード教授が、この種の訴訟についての理論的検討を行なって実践に移されたと報じられている。

これまでの個人を原告にした裁判の場合は、例えば喫煙と肺がん等との因果関係のほか、危険を承知で吸っていたのではないか等の問題があったが、州政府を原告にした裁判の場合は、個々の患者を前提としていないので、この難問から解放されるというメリットがあった。つまりこれは「喫煙によって生じたと見られる健康被害に対し、公的医療保険などに使った治療費を負担せよ」とする州政府によるたばこ会社に対する医療費の求償請求であり、この点が最大の特徴である。

世界を駆け巡った連邦包括和解

一九九七年六月、アメリカの四〇の州政府が、フィリップ・モリスなど大手たばこ会社に対し、喫煙による医療費の求償を求めた裁判において、「たばこに関する連邦包括和解」が成立した。

その和解内容によれば、たばこメーカー各社が今後二五年間で総額三六八五億ドル（和解合意時点で約四二兆円）を支払うというものである。その天文学的金額もさることながら、注目すべきたくさんの内容が盛り込まれた。

まず、現在のアメリカのたばこの警告表示は「喫煙は肺がん、心臓病の原因となる」というように相当具体的表示が実施されているが、さらに次のような厳しい表示の義務づけが盛り込まれた。

①紙巻きたばこには強い依存性がある
②紙巻きたばこには発がん性がある
③喫煙によってあなたが死ぬことがある
④たばこの煙は非喫煙者に致死性肺疾患を引き起こす

などの具体的な一三項目の警告表示が合意されたのである。

和解内容は、さらに、「自動販売機によるたばこの販売禁止」、「人物や動物の絵柄を使ったたばこの広告禁止」、「スポーツイベントの主催、後援の禁止」などの各種の規制のほか、アメリカ食品医薬品局(FDA)のたばこ規制権限の強化、たばこ業界の内部文書の公開が義務づけられていた。そしてたばこ会社はこれらの和解内容を受け入れる代償として、四〇州からの医療費求償訴訟の取り下げ、過去の行為を理由とする懲罰賠償と将来のクラス・アクション(後述)からの免責を受ける、というものであった。

この和解合意の後、舞台は連邦議会に移った。和解合意内容が連邦レベルで効果を持つためには、連邦議会の承認が必要であった。議会ではアリゾナ州選出の共和党上院議員J・マッケインが塡補《てんぽ》額をさらに五一六〇億ドル(約六一兆円)に引き上げることと、不法行為責任の制約の解消等を内容とする反喫煙法案を提案した。この法案は上院商業委員会においては一九対一で可決されたが、上院本会議で否決され、逆転廃案となった。

ついに二四兆円和解

その後一九九八年一一月、フィリップ・モリス、RJレイノルズなど四社が、全米五〇州のうち四六州の州政府との間で、二〇二五年までに総額二〇六〇億ドル(約二四兆円)を支払うという和解が成立した。

今回の和解に加わっていないミシシッピ州、フロリダ州、テキサス州、ミネソタ州の四州は、既に一九九八年八月までにたばこメーカー側と総額四〇〇億ドル（約四兆七〇〇〇億円）で和解が成立している。

これまでアメリカの医療当局は、子どもたちの喫煙防止のためにたばこ会社の協力を求めてきていた。今回の和解によって、たばこ会社は広告を大幅に制限することになる。野外の大型広告塔、タクシーなど公共交通機関での広告も廃止、青少年に人気のある帽子やTシャツを使った広告、マンガやイラストを使った広告もやめることとなった。

フロリダ州、医療費求償の州法制定

フロリダ州は、一九九四年に医療費の求償に関する法律を制定した（Medicaid Third-Party Liability Act of 1994）。卯辰昇氏は「たばこ訴訟にみるアメリカ不法行為法の展開」（安田総研『クォータリー』一九九七年）と題する論文の中で、この法律を「メディケード第三者賠償法」という訳で紹介している。専門的論文なので、筆者なりにできるだけ平易な表現にして紹介したい。

フロリダ州のこの法律は、州政府が患者個人に代わって製造者に医療費関連の支出の求償ができること、因果関係の推定規定（たばこ病患者の方から因果関係などの立証はしなくてよい）

をおいていることなどが特色である。

これに対してたばこ会社は危機意識をもち、この法律の違憲訴訟を起こしたが、裁判所により棄却されている。またたばこ会社は、州議会にロビー活動を展開し、一九九五年に州議会に法律廃止の法案を提出したが、ロートン・チレス州知事が拒否権を発動した。たばこ会社は、さらに州知事の拒否権発動を覆すための働きかけをするが、これも失敗した。たばこ会社と議会、州知事との壮絶な戦いが繰り広げられたのである。

その後、この法律によりフロリダ州政府がたばこ会社に喫煙による医療費の求償を求めていた裁判の供述録取(deposition)で、たばこ会社トップの爆弾発言が飛び出した。フィリップ・モリスたばこ会社の最高幹部であるジェフリー・モリスは、一九九七年八月二一日に、「喫煙関連の病気により一〇万人以上が死亡した可能性がある」とし、「喫煙とがんとの因果関係が明確に証明されれば、たばこの生産の中止もありうる」と証言したのである。

このモリスの証言から四日後の八月二五日、たばこ会社は今後二五年間に一一三億ドル(約一兆三〇〇〇億円)を支払うことで和解が成立した。ミシシッピ州政府とたばこ会社との裁判では、前月七月に三六億ドル(四二〇〇億円)で和解が成立しており、フロリダ州はミシシッピ州に次いで二番目の個別和解となった。ミシシッピ州の和解は、たばこ会社の州政府への賠償金の支払いのみが内容となっているが、フロリダ州の和解では、賠償金支払いのほか、たばこ広告の制限、たばこ会社内部の秘密文書の提出義務等も含まれている。

クラス・アクションに対する裁判所の変化

アメリカの裁判では、連邦民事訴訟規則R23という法規により、クラス・アクション(集合代表訴訟)という制度が認められている。これは日本の民事訴訟にはない制度である。アメリカの裁判例が日本でも報道されるようになっているので、この機会に、クラス・アクションについて基本的なことを紹介しておきたい。

まず、クラス・アクションを簡単にいえば、例えば同じ病気または傷害の被害を受けるなど共通の法的問題に直面している一定範囲の人々(これをクラスという)を代表して、一人または数名の者が、全員のために原告として訴え、または被告として訴えられるという訴訟形態のことである。クラスに属する者全員の名前を掲げることも人数を示すことも必要とされないが、クラスの範囲は確定可能でなければならないとされる。このクラス・アクションを許すか否かは裁判所の裁量によって決められる。

アメリカたばこ訴訟の激動のなか、裁判所の判断で見逃しえない一つの変化が出てきた。従来下級審においては、原告側の利害の共通性を比較的ゆるやかに解釈してクラス・アクションを認めていこうとする傾向が強かったのが、次のような連邦最高裁の判断が出て、クラス・アクションに対する裁判所の対応が厳しくなってきたのである。

近時の連邦最高裁判決は、一九九七年のアムケム生産会社対ウィンザー(Amchem Products, Inc. v. Windsor)事件において、アスベストに関する包括的な和解を目的としたクラス要件の判断において、無制限に対象者が広がる可能性があり、クラス・アクションとして共通の解決を図るのは不適切であるとしてクラス認定を否認した。

この連邦最高裁の判決後、アメリカたばこ訴訟の下級審においても、クラス対象者について例えば症状の類似性を厳密に判断するなどの傾向が出ており、クラス・アクションがやりにくくなってきているようである。

一九九七年三月、リゲットたばこ会社がたばこの中毒性とがんとの因果関係を認めて、二二の州政府と今後二五年間にわたって、税引前利益の二五%を支払うことで合意していた事件で、ウェストバージニア州連邦地裁は、リゲットたばこ会社が求めていた将来に向けてのクラス・アクションを封ずるとの和解条項を無効とする判決を下した。

もう一つ裁判事例を紹介する。

喫煙者の夫を肺がんで亡くしたダイアン・カスタノらが、フィリップ・モリスたばこ会社など一〇社とたばこ協会を被告としてニューオーリンズ連邦地裁に損害賠償を請求していた事件で、一九九六年三月一三日、被告たばこ会社のうちのリゲット・グループが原告側と和解し、今後二五年間にわたって、毎年税引前利益の五％（上限五〇〇〇万ドル、約五九億円）をルイジアナ州の禁煙支援活動に拠出することになった。このカスタノ訴訟は、リゲット・グループ以外の被告アメリカンたばこ会社との間でも訴訟（Castano v. American Tobacco Co. 一九九六年）が行なわれ、一審ではクラスが認定されていたが、控訴審ではクラスの要件を欠くとしてクラス認定が否認されてしまった。

受動喫煙被害のクラス・アクション

一九九一年、アメリカン航空の客室乗務員であったブロインが航空機搭乗勤務の際、機内の受動喫煙により肺がんに罹患したとして、フィリップ・モリス社等たばこ会社に対し五〇億ドル（約五九〇〇億円）の損害賠償と懲罰賠償を請求する訴訟を提起した。ブロインは一度も喫煙したことがないのに肺がんになったのである。

まず、クラス・アクションの点については、提訴から三年後に、全米の非喫煙の航空機客室乗務員全員を対象とすることが認定された。

一九九七年六月から事実審理が行なわれた結果、被告たばこ会社は、喫煙関連疾患調査のために三億ドル(約三五四億円)拠出し、訴訟費用として四九〇〇万ドル(約五八億円)を支払うことを内容とする和解成立となった。推定六万人と言われる航空機客室乗務員とその遺族によるクラス・アクションで、たばこ会社は史上初めて和解に応じた。

なおこの和解においては、原告側が将来個人として被告たばこ会社を訴えることを留保している。しかもその具体的内容に立証責任の転換があることに注目したい。つまり、肺気腫、肺がん、慢性肺疾患、慢性気管支炎、慢性副鼻腔炎の五種類の疾病に限り、受動喫煙とこれらの疾患との間の因果関係については、被告たばこ会社の方がその間に因果関係のないことの立証責任を負うとされたのである。特定の疾病について因果関係の立証責任を被告たばこ会社の側に転換させたことは画期的なことである。

アメリカたばこ訴訟の展開とたばこ政策

アメリカでのたばこ裁判をめぐる劇的展開に関して、京都大学の棚瀬孝雄教授は次のように評釈している(『ジュリスト』No. 1149 一九九九年二月一日号)。

「アメリカで「なぜ訴訟が必要なのか」と問えば、直ちに、アメリカの議会は強力なタバコ・ロビーに支配されていて、増税にしろ、規制にしろタバコ会社に不利な政策はいつもつぶされてしまうからだ、という答えが返ってくる。この政治の場では非力な反喫煙運動も、訴訟ではタバコ会社を屈服させ、その利益を政策に反映させることができるとされるのである」。「訴訟というチャネルが開かれることによって政策形成への「参加」が可能になるということであるが、それに加えて、もう一つ、現代型訴訟の積極的な機能とされるのが「討議」である。政治は、どうしても利益集団の間の取引の場となりがちであり、しばしば密室の中で重要な政治的決定が行われ、政策的な議論が尽されないことがあるのに対し、訴訟では、まさにその公開性によって、また焦点を絞った理詰めの議論によって、こうした弊害が克服されると考えられるのである」。そして教授は今回の巨額賠償和解にたばこ会社が応じた理由について、「PL〔製造物責任〕訴訟の脅威があって、それを企業の存続を脅かさない程度に抑えられることができるならば、求償請求の認容は受容可能な代償だと見たからである」と分析される。

日本たばこ、アメリカ巨額和解に参加

さて、ここに驚くべきニュースがある。一九九八年一二月二日付朝日新聞によれば、日本た

ばこ産業株式会社（JT）も、アメリカの医療費求償訴訟の巨額和解に参加し、二〇〇〇年から毎年各州政府に和解金を支払うことになり、初年は一四〇万ドル（約一億六五〇〇万円）で、今後アメリカで営業を続ける限り無期限で毎年二億から三億円を支払い続けるという内容になっており、アメリカの未成年者の喫煙防止のための教育基金などに使われる予定と報じられている。

中南米諸国もアメリカたばこ会社を提訴

一九九九年一月二九日付朝日新聞によれば、ベネズエラ政府は、フィリップ・モリスなどアメリカのたばこ会社一八社を相手取り、ベネズエラ国民が喫煙で被った健康被害の賠償を求める訴訟を、フロリダ州の裁判所に提起した。一九九八年五月以降、グアテマラ、パナマ、ニカラグア、ボリビアの中南米各国がアメリカ国内で同様の提訴をしており、ベネズエラが五か国目となる。

アメリカ司法省も訴訟準備

一九九九年一月二一日付毎日新聞によれば、クリントン大統領は、一九日の一般教書演説で、司法省がたばこ会社を相手取り数千億ドル規模の損害賠償訴訟を起こす準備を進めていることを明らかにした。大統領によると、連邦政府は、高齢者、身障者向けの医療保険「メディケード」を運営しているが、喫煙に関連した肺がんなどの健康被害の治療のため、数千億ドルを支出しており、喫煙に関連した病気の治療に税金が支出されるべきでなく、たばこ会社が支払うべきだと指摘している。

カナダでも

カナダ連邦議会下院は、一九九七年三月、たばこ会社にスポーツや文化行事の後援をすることなどを禁ずる法律案（Bill C-71）を圧倒的多数で可決した。その後、同法律案は上院でも可決承認された。

たばこ会社は従来、自動車レースやジャズ・フェスティバルなどのスポンサーとして、年間六五〇〇万カナダドルを投じてきたが、新法成立によりこうした後援は禁止されることになった。また、約一五〇〇か所の看板、四五万枚の広告やポスター、四万軒のたばこ販売店が撤去または閉鎖の対象になった（imidas '98「カナダの社会」から）。

このような状況のなか、カナダ西部のブリティッシュ・コロンビア州政府は、一九九八年一一月一二日、同州連邦地方裁判所に、喫煙による疾病の増加が原因で医療費支出が増大しているとして、インペリアル・タバコなど数社のたばこ会社に損害賠償を求める訴訟を提起した。

カナダでのこの種の訴訟は初めてと伝えられている。

第7章　現代の死の商人

たばこ会社のターゲット――それは子どもたち

ティム・ヒューワットは、その著『現代の死の商人』(大和久泰太郎訳、保健同人社)の中で、「四半世紀にわたってすすめられてきた科学的研究は非常に重要なものであり、タバコが人を殺しているということ、そして紙巻きタバコの製造者はタバコが致命的であることを知っているということを示している」、「多国籍たばこ会社は、喫煙を止める者が増加している先進国では衰退の恐れがあるために、第三世界の国々に向かって方向を転じていること、そしてアメリカがん協会理事が「世界的な疾病と死の商人」と呼ぶところのものとなったことを示す」と著者おぼえがきで書いている。

今日本では、若い女性と子どもたちの喫煙が目立つ。制服の高校生が駅のプラットホームで堂々と喫煙しているシーンなど珍しくない。

子どもたちの喫煙増加は、自然現象でそうなったのではなく、たばこ産業の販売戦略で意図的に作り出されていることを知らねばならない。

たばこ会社の陰謀と策略

最近アメリカで暴露されたたばこ会社の陰謀と策略の数々を見ていきたい。ここで紹介する内容は、フィリップ・J・ヒルツ著『タバコ・ウォーズ』(小林薫訳、早川書房)からの紹介であることをお断りしておく。

RJレイノルズたばこ会社の研究開発部長だったクロード・ティーグ博士は、一九七三年二月二日付の「若年層市場向けの新しい銘柄のタバコについての考え方」と題する文書の中で、「もし我々が生き残り、長期にわたって栄える為には、若年層市場でシェアを獲得しなければならない。だから特に若いスモーカーを魅了する製品がまず必要となる」と指摘している。そして次に彼は、一三歳から一七歳の年齢層向けの「吸いはじめスモーカー」用のたばこのあり方の大筋を示す。「こういったタバコはマイルドな味わいで、顧客の体がまだよく慣れてないので、ニコチン量も普通よりやや低めでなければならない」と記している。こうして成功したたばこがキャメルだった。

ヒルツは言う。「若者たちは、勇敢さとか独立心を示すバッヂとしてタバコを必要とする。従って、彼らが喫煙を開始するのは、そこに危険性があり、当局者が思いとどまらせようとするからなのだ」

マルボロのキャンペーンに携わった広告会社のある幹部は、「ティーンエイジの少年たち……すなわちタバコ会社がそもそも目標にすべきでない人々が、カウボーイ野郎にすっかり夢中になっているのを見たとき、大成功を確信した」という。

『USたばこジャーナル』によれば、一九五〇年代の記事の中で、たばこ業界が女性やヤング・アダルトを膨大な潜在的市場だと考えていることを報じ、フィリップ・モリス社のある役員の声として、「学生は驚くほど忠誠心が強い。いったん顧客にしてしまえば、糊のようにくっついてくる」という発言を紹介している。

フィリップ・モリス社のジョージ・ワイズマンとジャック・ランドリーは広範な研究を行ない、青春期の男性は両親から独立したことを示す象徴としてたばこを吸い始めることを突き止めている。そこで、ランドリーたちが描きだそうとしたのは、ごつごつした、精力的で、自立し、一匹狼で、だれの命令もきかない人物像であった。このキャンペーンは、エルモ・ローパーが一万人の喫煙者をサンプル対象として行なった史上最大規模の研究調査に裏打ちされたものだった。次にフィリップ・モリス社の役員のE・ギルバートは、一九五七年当時、「若者を狙ったマーケティングは、目標に届くコストが成人向けよりは高くつくが、より効果的だといえる。なぜなら若者は進んで実験に応じてくれる上、成人の場合と比較すると、同時代の人々に及ぼす影響力が大きく、その上、吸い始めた時のブランドに対する忠誠心もはるかに高いからだ」と語っている。

一九七六年当時、インペリアル・タバコ・オブ・カナダ社（ブラウン&ウィリアムソンと同じイギリスの親会社BAT系）が若者を狙った「シックスティーン計画」は次のようなものであった。「タバコを吸いはじめたスモーカーが今日どう感じているかは、当産業の将来に重要な関係があるので、この分野の研究は、我々にとって大きな利害関係を持つ。シックスティーン計画は、まさしくそれを知るためであり、喫煙はどのようにして始まるのか、ハイスクールの学生たちはスモーカーになることについてどう感じているのか、将来における自分のタバコ使用をどう予想しているか、などを知るために企画されたもの」とその目的を明らかにしている。その報告書によれば、こうした若い年齢ではたばこの味やニコチンの高揚性はそれほど重要ではないと記している。それよりも「社会的要求条件の方が優先される。従って、ある程度ニコチン依存性が伸びるまでは、他の要素の方が味よりも重要である」と報告されている。

著者ヒルツは次のように分析している。「若年層の中心に位置する人々、つまり終生のスモーカーになりそうな人々にニコチン依存症を確立する上で重要なのは、イメージであって味ではないことがわかる。この情報こそ、シックスティーン計画が追い求めていたものであり、これこそ企業秘密だった」

一九七七年一〇月一八日付「シックスティーン計画」の報告書はこう言う。

「吸い始めのスモーカーは仲間を見習うだけでなく、尊敬され、称賛されている特定の人物をまねることが多い。……こういった誘引へのより重要な理由は、タバコの持つ〝禁断の果実〟的側面である。青春期にある人間は、独立したいという新しい衝動を一定のシンボルで示したいと考えるが、タバコはそれに最適である」

カリフォルニア州保健局が州内の五七七三か所のコンビニエンス・ストアの店頭に置かれているたばこの広告と宣伝用パンフレットを調査したところ、学校から一〇〇〇フィート(約三〇〇メートル)以内の店の方が、それよりも遠い店よりも多くのパンフレットが置かれ、しかも置かれていた場所はキャンディーのカウンター近くが最も多かったという。

次にRJレイノルズたばこ会社の戦略の例として、高校やカレッジの近くのコンビニエンス・ストアを選び、特別な景品や宣伝物で集中攻撃をかけるという戦略が用いられたことを示す地区担当部長J・P・マクマホンのメモ(一九九〇年一月一〇日付)が紹介されている。

著者は、「ハイスクールやジュニアハイスクールには年齢が一一歳から一八歳という学生がいるので、このメモは子どもを目標にせよというはっきりした指示になる」と指摘する。

その後、マクマホンの部下だったフロリダ州の販売担当員テレンス・サリバンは次のような告白をしている。

「我々は子どもを標的にしていた。私は当時、それは非倫理的だし、不法なことかもしれないと述べたが、それは単に会社の方針なんだと言われた」。サリバンは後に解雇され、その後不法解雇を裁判で争うことになった。

一九九四年、RJレイノルズたばこ会社のジョンソン会長は、議会で「子どもにたばこを売り込んではいないし、売るつもりもない、一八歳未満の喫煙調査はしていない」と証言していたが、この証言は真っ赤なウソであった。一九七六年当時、既に一四歳から一七歳までの一万一〇〇〇人を対象とした喫煙調査報告があった。また一九八〇年、将来の傾向の予測能力を高めるため、一四歳から一七歳の人口動態と喫煙性向のための調査を行なっていたことも判明している。かくして、どのくらいの年齢からたばこを吸い始めるか、なぜ、どのようにして始めるかを含めて、若年層の喫煙に関する様々なことが一九六〇年代以降明らかになったのである。

たばこ産業の幹部その他関係者は、日本、アメリカを問わず、子どもたちをターゲットにするなどということはしていないし、そのようなことはありえないと言う。しかし、喫煙者予備軍を育てなければ、たばこ産業がやっていけないことは誰の目にも明らかなことである。アメリカたばこ会社の内部秘密文書の暴露からそのことが白日のもとにさらされた意義は大きい。アメヒルツは、アメリカのケースを前提として、たばこの得意客となると思われる人の八九％は一九歳までにすでに愛用客となっていると指摘する。

日本でも長年、たばこの新製品紹介の名目のもと、街頭などでたばこが無償配布されてきた。自動販売機では、子どもたちが自由にたばこを入手している。制服を着た高校生がたばこ屋の店頭で堂々とたばこを買っている。こういうことは、許されないことだという社会一般の認識が育たないと、事態はますます悪化すると考えられる。従って、我々は、特に最近の若い女性や子どもたちの喫煙増加は、自然現象などではなく、たばこ産業の巧みな広告宣伝の結果であることを見据えて、このような社会のあり方を告発し、監視していかなければならない。

このように見てくると、たばこ産業がたばこ事業の存立のため、子どもたちをターゲットにして秘密裏に各種の戦術戦略を練って、将来のたばこの顧客を確保しようと躍起になっていることがはっきりしたといえるのではないだろうか。日本は世界でも例のない未成年者喫煙禁止法という立派な法律をもちながら、なぜ子どもたちの喫煙が急増しているのか、その元凶をしっかり把握し抜本的対策をとる必要に迫られている。

大蔵省の茶番劇

日本たばこ産業株式会社（JT）が大蔵省の天下り先であることは公知の事実である。そして大蔵省が、たばこ会社の後ろ盾としてたばこ拡販政策をとり、日本国民のみならず、発展途上国の若者や女性をニコチン依存症にさせるなどして、多数のたばこ病患者を作り出してきたことこそが問題である。大蔵省の大罪はここにあると言わなければならない。

一九八七年一一月九日から一二日まで、「第六回喫煙と健康世界会議」が東京で開かれたが、その最終日、一一項目の勧告が採択された。その中に、注目すべき一項目が入っている。たばこの宣伝活動の自粛は、「テレビのたばこCMの禁止を第一歩とすべきである」というものである。先進工業国の中で、当時テレビのたばこCMを流している国は日本だけであった。この勧告は、事実上日本名指しの性格を帯びているというべきであった。

東京会議の勧告から二年後の一九八九年、「たばこ事業等審議会」が大蔵省に二つの答申をした。一つは、テレビCMの自主規制を強化するというものであり、二つは、パッケージの表示をそれまでの「健康のため吸い過ぎに注意しましょう」という表現から「あなたの健康を損なうおそれがありますので吸い過ぎに注意しましょう」に変えようというものであった。

まず、テレビのたばこCMの自主規制の強化については、具体的には自粛時間帯を、従前の二〇時五四分から二二時五四分まで二時間延長するという内容のものであった。一見一歩前進のように見えるかもしれない。しかし、実はこの答申の意図は、一歩前進のように見せかけただけで、本音はテレビによるたばこCMの温存であり、国際社会に背を向けたごまかしにすぎなかった。

次にたばこパッケージの表示についていえば、第一章に詳述したとおり、国際社会から零点と採点されるようなレベルの低いものである。

しかし、これらの答申をした「たばこ事業等審議会」の正体を知れば、それが茶番であることに合点がいくのである。

当時の審議会の委員は表7-1のとおりである。これらの委員を一九八九年当時の役職でみると、水野繁氏は日本たばこ産業株式会社社長、黒木重男氏は全国たばこ耕作組合中央会会長、伊勢川直行氏は塩元売協同組合副理事長、関野泰夫氏は全国たばこ販売協同組合連合会副会長、牧内研二氏は財団法人全専売会館専務理事である。その他、小西秀次氏、吉瀬維哉氏はともにたばこ会社の外郭団体ともいうべき喫煙科学研究所の理事、吉國二郎氏は元大蔵事務次官である。要するに審議委員一五名のうち八名はたばこ事業を推進する側の幹部または重要な関係者

表 7-1　たばこ事業等審議会の委員一覧(1989 年当時)

氏　名	現　職
吉國二郎(会長)	(株)横浜銀行会長
伊勢川直行	塩元売協同組合副理事長
大河原良雄	外務省顧問
香月秀雄	前放送大学学長
黒木重男	全国たばこ耕作組合中央会会長
黒羽亮一	筑波大学大学研究センター教授
小西秀次	麒麟麦酒(株)相談役
関野泰夫	全国たばこ販売協同組合連合会副会長
高原須美子	経済評論家
田内幸一	一橋大学商学部教授
成田正路	日本放送協会解説委員長
牧内研二	(財)全専売会館専務理事
水野　繁	日本たばこ産業(株)社長
宮崎　輝	旭化成工業(株)会長
吉瀬維哉	(財)トラスト60会長

表 7-2　たばこ事業等審議会の委員一覧(現在)

氏　名	現　職
森　亘(会長)	日本医学会会長
枝元賢造	サッポロビール(株)社長
大山昊人	東京国際大学教授
★小野博義	(株)ダイエーオーエムシー社長
★加茂　詮	武蔵野美術大学教授(日本専売公社 OB)
古藤昭子	産業健康振興協会会長
★椎名成雄	たばこ産業弘済会専務理事
杉田房子	作家
★水野　勝	日本たばこ産業(株)社長
溝口道郎	鹿島建設顧問
★山崎公佑	全国たばこ販売協同組合連合会副会長
★吉野良彦	元大蔵事務次官
★渡辺　寛	全国たばこ耕作組合中央会副会長

である。そしてその他七名の委員のうちに、たばこ問題の専門家は見当たらない。

現在のたばこ事業等審議会委員は、一〇年前の委員と入れ替わっているが、内実は全く変わっていない。表7-2によれば、水野勝現日本たばこ産業株式会社社長以下日本たばこ関係者と元大蔵事務次官(★印)らが、一三名中七名を占めており、その他官僚出身者が少なくない。国民の健康や公衆衛生に大きく関わるたばこ事業について、このような極端に偏った委員構成のたばこ事業等審議会は不公正であるとしか言いようがない。しかし次に紹介するたばこ事業法という法律こそが全ての元凶なのである。

たばこ事業法が元凶

一九八四年八月にたばこ事業法と日本たばこ産業株式会社法が制定され、これまでのたばこ専売制が廃止された。

そのたばこ事業法では、日本たばこ産業による葉たばこの買い付けとたばこ製造の独占を定めている(第三条~第八条)。株式会社になったといっても、現在七〇%以上の株は大蔵大臣が所有しているので(日本たばこ産業株式会社法第二条により、常に株式の二分の一以上は政府が所有することになっている)、基本的には専売時代と変わらず、むしろたばこの宣伝を大々的にやるようになったので、状況はいっそう悪くなったとさえいえる。

たばこ事業法によれば、たばこ消費と健康との関係についての注意表示を大蔵省令で規定しているし（第三九条）、たばこの小売定価も大蔵大臣の認可を得なければ決定できないし（第三三条〜第三七条）、たばこの広告については大蔵大臣の指針に従わなければならない（第四〇条）など、たばこ事業は徹底的に大蔵大臣の管轄下にある。

そしてたばこ事業法第一条は、この法律の目的を次のように定めている。


「この法律は、たばこ専売制度の廃止に伴い、製造たばこに係る租税が財政収入において占める地位等にかんがみ、製造たばこの原料用としての国内産の葉たばこの生産及び買入れ並びに製造たばこの製造及び販売の事業等に関し所要の調整を行うことにより、我が国たばこ産業の健全な発展を図り、もつて財政収入の安定的確保及び国民経済の健全な発展に資することを目的とする」


この法律が定める目的の本質的な部分は、最後の「我が国たばこ産業の健全な発展を図り、もつて財政収入の安定的確保及び国民経済の健全な発展に資する」としている部分である。

この法律の目的は、要するに、たばこをたくさん売ってたばこ産業を発展させ、財政収入を確保するということである。つまりたばこを金儲けの手段としているということである。

旧来のたばこ専売法には、このようなたばこ販売による財政収入の確保を目的とする条文はなく、このたばこ事業法になって初めて登場した。国民の健康を犠牲にしてでも、たばこ拡販政策を堂々と定めているのであり、史上例を見ない悪法である。

たばこ事業法には、たばこができるだけ安く消費者の手に渡るようにとの配慮もなされており、たばこの小売定価が「消費者の利益を不当に害することとなると認めるとき」はこれを認可しないと定めている(第三四条)。

たばこをどんどん売ってたばこ事業の発展を図るというたばこ事業法の方針と、国民の生命と健康を尊重して公衆衛生の向上・増進を図っていこうという考え方とは根本的に相いれないものである。日本の喫煙規制対策が世界の潮流から大きく立ち遅れてしまった元凶は、このたばこ事業法であると言わなければならない。たばこ事業法が生き続ける限り、大蔵省による予算の締めつけを受けてしまい、厚生省も労働省も文部省も動きがとれない。この法律は憲法が高らかに宣言する基本的人権としての健康権(第二五条)の基本理念に全く反していると言わなければならず、速やかに廃止される必要がある。たばこ事業の監督官庁は大蔵省ではなく厚生省に移管すべきなのである。

予算の締めつけ

ところで、喫煙関係予算として、「喫煙問題保健指導等推進費」の名目で計上されている予算は、年間たったの七八〇万円にすぎない。一九九四年から一九九七年までの四年間ほぼ同じ金額である。一九九四年には、その他「たばこ行動計画策定費」として、別途二四〇万円が計上されていたが、それを合わせても合計一〇二〇万円である。ところが、翌一九九五年からは、「たばこ行動計画策定費」が全額カットされ、年間七八〇万円だけに縮小されてしまった。そして、昨年の一九九八年では、この両者とも全部カットになっており、代わりに「たばこ対策推進事業費」として、四二〇〇万円が計上された。ここでは、『たばこ白書』の作成と国民の喫煙の実態等を調査するための経費となっている。

比較のために、エイズ対策の予算を見ると、一九八九年が二一億三四〇四万円、一九九四年が一〇一億三四五四万円、一九九八年が一四三億七五五九万円となっている。そのあまりの違いに愕然となる。予算面から見ると、喫煙規制対策については、厚生省が大蔵省から完全に押さえこまれていることがわかる。エイズ関係予算が一〇〇億円を越える予算だというのに、世界的に重大な健康被害をもたらすことが告発されているたばこ関係予算が数百万円で、いったい何ができるというのか。それにしても、厚生省はだらしがなさすぎる。厚生大臣は何をしているのかといいたくなる。『たばこ白書』をまとめることはもちろん重要だが、求められているのは実効性ある具体的対策である。国民の公衆衛生を一手に引き受けている責任ある省であることに思いをいたし、断固とした決意で喫煙規制対策に取り組むべきである。

このように見てくると、問題は、たばこ産業と大蔵省のたばこ拡販政策者たちの犯罪的対応だけではない。厚生行政の怠慢、行き当たりばったり型の哲学のなさが際だつ。特に喫煙の問題は、人間の生命と健康に大きく関わっているのであり、厚生行政の怠慢は、たばこ拡販政策者たちを間接的にサポートすることになるのであるから、死の商人たちとの共犯になるとの批判にさらされることは避けられない。

大蔵省、厚生行政に圧力

一九九八年一二月一八日付朝日新聞によると、厚生省が、全国の約二万人を対象に、たばこをやめられない人の割合、たばこを吸わない人の健康に煙が与える影響、未成年者の喫煙率などを把握する狙いで、約二〇の質問の案を作成し、大蔵省に内々に伝えたという。

例えば、「たばこの煙が、吸わない人の健康に与える影響についてどう思いますか」との質問に対し、大蔵省は「喫煙と健康に関する問題は科学的観点から厳密に論じるべきで、専門知識のない人に質問しても情緒的な回答を引き出すだけだ。たばこ産業関係者に不測の損害を与えるおそれもある」と指摘したとか。また「あなたはたばこと健康に関して、どのような取り組みを望んでいますか」という質問の「駅や病院の禁煙を進める」「たばこの値段を高くする」「広告を減らす」などの選択肢に対しては、大蔵省は「権限に属しない質問項目については、所管官庁と事前に十分協議すべきだ」と異例の強い調子で変更を迫っていると報じられている。

今回の騒動を見ると、厚生省は、なぜ大蔵省のご機嫌を窺うようなことをするのか疑問である。大蔵省の下部機関に成り下がったといわれても仕方がないのではなかろうか。

日本たばこのアメリカたばこ会社買収!

一九九九年三月一〇日付新聞報道によると、日本たばこ（JT）が、あのアメリカ大手たばこ会社、RJRナビスコ（RJレイノルズたばこ会社の親会社）の海外部門を七八億三〇〇〇万ドル（約九二四〇億円）を出して買収したという。

第六章で見たように、アメリカでは、各州のたばこ会社に対する医療費求償訴訟での巨額和解や個人訴訟での懲罰的損害賠償が陪審で評決されるなど、たばこ会社は非常に厳しく追いつめられている。そのため、たばこ会社は東南アジアなどの発展途上国への市場拡張をめざすしか生き延びる方策はない、というのが関係者の大方の見方である。たばこをめぐる国際環境は第一章で詳述したように、WHOやアジア諸国の消費者団体、反喫煙運動団体などの連帯がすすんでおり、今後多国籍たばこ企業に対する監視と告発はより厳しくなるであろう。しかも、今回日本たばこが買収したRJRナビスコといえば、一九九七年八月二二日、フロリダ州のたばこ被害訴訟の供述録取で、最高幹部のスティーブン・ゴールドストーン会長が、「たばこと肺がんに何らかの因果関係があると考えている」とした上で、「健康被害警告のパッケージ表示が義務づけられていない発展途上国でも、将来は自主的に警告を明記する方針である」と証言している。日本たばこは、RJRナビスコのゴールドストーン会長の証言を当然引き継ぐ責任がある。

RJRナビスコは、たばこ事業の内外の人員削減などの計画を発表していた。ところが、日本たばこは、このようなたばこをめぐる世界の状況に反旗をひるがえすかの買収劇を演じたのであり、その国際感覚のなさ、先見性のなさは悲喜劇とも言うべきであろう。全ての点で今回の買収劇は愚挙であったと言わざるを得ない。しかも、その狙いは、発展途上国の子どもたちや若い女性であることははっきりしており、貧しい国々の人々をニコチン依存症患者にして収奪しようとするのであるから、その企業倫理は厳しく問われなければならない。宮崎恭一氏

(全国禁煙・分煙推進協議会事務局長)は、「米国では確実に縮小・撤退の運命にあるたばこ産業の一部を傘下に収めることで、JTはイメージダウンに加えて、高いリスクを背負うのは明白だ。大蔵省の責任は重大」(一九九九年三月一一日付東京新聞)と厳しく批判した。

たばこの社会的損失

たばこの社会的損失については、一九七九年、前田信雄氏が日本で初めて試算し、たばこの税収よりも社会的損失の方がはるかに大であることを発表している(『保険の経済学』東京大学出版会)。

今回、改めてその社会的損失についての三つの調査報告を紹介したい。

一つは、「財団法人医療経済研究機構」による「喫煙政策のコスト・ベネフィット分析に関わる調査研究報告書」(一九九七年)である。この報告は、「平成六年〜八年度厚生科学研究費補助金による調査研究事業」としてなされた。一九九四年度は「たばこによる社会的損失の分析に関わる調査研究」、一九九五年度は「受動喫煙のコストと分煙の実施に関わる調査研究」、一九九六年度は「未成年者のコストと防煙の実施に関わる調査研究」の三部作よりなる。

この報告によれば、たばこによる社会的損失総額を、年間三兆七九三五億円と試算している。

このうち、たばこによる超過医療費は一兆一五一二億円とされており、国民医療費全体に占める割合は四・七三%となっている。

また未成年の喫煙による社会的損失総額について、年間一一三九億円と試算し、このうち喫煙による超過医療費は七三一億円となっている。

報告書によれば、いずれも算出項目の選定にあたって推測を極力排し、確実な数値に限定したので、実際の社会的損失よりも低く見積もられているとしている。

次に、国立公衆衛生院公衆衛生行政学部の中原俊隆氏と望月友美子氏の調査報告は、喫煙が原因となる社会的損失の総額を一九九〇年度で三兆一八二六億円と試算している(『厚生の指標』第四二巻二一号、一九九五年五月)。

最後に国立がんセンター研究所の渡辺昌氏と中央大学の後藤公彦氏の試算報告では、喫煙による経済的損失を一九九〇年度で二兆八〇〇〇億円、二〇〇〇年度で四兆一一六〇億円、二〇一〇年度で五兆六二八〇億円、二〇二〇年度で七兆三六四〇億円と推計している。

たばこが出火原因——年間六〇〇〇件を越える

『消防白書』(一九九四年度)によれば、一九九三年の一年間を通して、たばこが原因の火事は六一八六件あったという。そのうち、建物火災が三六三六件、林野火災が四八七件、車両火災が三〇六件、船舶火災五件その他となっている。たばこが原因の火災による死者は一八四一人となっている。

喫煙者による火のついたたばこの投げ棄てが主な原因であろうが、その被害は莫大な額にのぼる。先の医療経済研究機構の調査によれば、一九九三年度のたばこが原因の火災による財産損失額は一五一億円、火災による死亡の損失額は七八億円と試算されている。

アメリカの試算――一五兆三四〇〇億円

以上は日本の調査報告であるが、アメリカで試算されているたばこによる社会的損失額の試算数字はさらに莫大である。一九九八年三月二五日、サマーズ財務長官は、喫煙によって失われるアメリカの経済コストは、医療費を含めて年間一三〇〇億ドル（一五兆三四〇〇億円）に達すると発表した。

このように日本とアメリカの調査報告を見てくると、専門家による試算は、いずれもたばこの社会的損失が膨大な額にのぼることを示しており、損失総額は税収を大きく上回ることが明らかになった。要するに経済効率からしても、たばこの税収に期待するなどということが全く割の合わないことだということがわかる。しかし根源的問題は、健康、生命という人間の尊厳に関わることである。そもそもたばこ事業を財政収入の問題としてとらえる発想それ自体が、基本的に誤っていると言わなければならない。

第8章　日本たばこ病訴訟の意義と展望

わが国には、これまで喫煙者が肺がんや心臓病などのたばこ関連疾患（tobacco-related diseases）に罹患して生命や健康を害されても、正面からたばこ製造者の責任を問う裁判を起こすなどという発想はなかったし、事実そのような訴訟は皆無であった。こうした中で筆者ら法律家は、一〇年ほど前から、わが国初のたばこPL訴訟（Product Liability 製造物責任）の提起に向けていろいろ検討し模索してきた。

たばこ病一一〇番

筆者らは、一九九七年七月一六日「たばこPL訴訟準備会」を結成し、たばこ製造者の責任追及を本格化することにした。

これまで、個々に原告候補発掘を試みたが、いずれも功を奏していなかったので、原告候補の呼び掛け自体をマスコミを通じて公けにする企画を考え、一九九七年一一月、「たばこ病一一〇番」を実施した。当日、NHKと民放テレビのカメラが回る中、四台の電話は鳴りっぱなして、結局朝一〇時から夕方五時までの間に全国から八四件の問い合わせが寄せられた。一〇代の頃から喫煙し続けた結果、六〇歳前後になって肺がんにかかり肺切除した患者の方から、呼吸困難で日常生活もままならないという厳しい状況を訴えられた。また、喉頭がんのため喉頭切除した患者さんは、声を奪われ不自由な毎日を送っているという。長年の喫煙の結果肺気腫になった患者の方は、酸素吸入なしでは日常生活も満足に過ごせず、外に出るときは平坦な路面しか歩けず、駅の階段も上がれないため外出も困難だという。ヘビースモーカーの夫が肺がんと喉頭がんの両方に罹患し、手術後のリハビリもできず、苦しい日常を過ごしているという妻からの深刻な訴えもあった。

当日のたばこ病一一〇番に相談を寄せた患者さんやその他関係者のうち、特に深刻な事例は三五例にのぼった。その内訳は次のとおりである。肺がん一三例、喉頭がん五例、肺気腫一〇例、バージャー病（閉塞性血栓性血管炎）二例その他となっている。

がん患者ら、ついに立ち上がる

これら患者さんの中から最終的に原告に決定したのは、肺がん三名、喉頭がん一名、肺気腫三名の全部で七名のたばこ病の患者さんであった。ニコチンに依存性があってたばこをやめられなくなるなど考えてもみなかったという患者さんの声や、喫煙開始の頃、警告表示がきちんとなされていれば、たばこに手を出すことはしなかったという患者さんの怒り、そしてこんな苦しみを与えられ、たばこ会社が憎い、断固原告になって闘いたいとの強い意志表明が寄せられた。

原告として名乗りをあげた福岡の石神辰二さんは現在七二歳であるが、一六歳からたばこを吸い始め、それ以来五〇年以上も喫煙し続けた結果、八年前に肺気腫と診断された。呼吸が苦しくて、石段や坂道を歩くことができないほどであった。医師から禁煙するよう言われたが、ついたばこに手を出してしまい、なかなかやめられなかった。それから三年ほどして、動脈瘤になり、医師から「まだたばこをやめていないのか」としかられ、強制的にたばこを取り上げられたという。石神さんは、五十数年前の一九四三年(昭和一八年)頃、一六歳で志願兵となった。その未成年の時に、配給でたばこが安く配られたのである。それがきっかけで喫煙し始めたという。吸い始めの動機としては、特に目新しいことはなく、何となく一日五、六本のたばこを吸っていたが、一九歳頃になると、一日三〇本にまで本数が増えたという。三〇歳くらいからは一日四〇本にまでなり、ついに肺気腫になっても吸い続けた。石神さんには、肺気腫のほか、狭心症、喘息、高血圧症もあり、現状は病気の問屋といったところで後悔の毎日である。

鹿児島で歯科医をしている荒木照夫さんは、一九二七年生まれの七二歳。二〇歳の時に石神さんと同じように配給たばこを手にして、たばこを吸い始めた。主な銘柄は、光とロングピースで一日五〇本から六〇本のヘビースモーカーであった。五四歳の時に肺がんと診断され、右肺摘出手術を受けた。現在は、酸素吸入器を常用して何とか生き延びている。まさか自分が肺がんになろうとは夢にも思っていなかったという。荒木さんは若い人たちがたばこに手を出さないよう懸命に呼び掛けている。

弁護団は、水俣病裁判一六年の戦いの歴史をもつ山口紀洋弁護士（弁護団事務局長）、長年女性の人権確立に取り組んでいる吉岡睦子弁護士ほか、中堅・若手の社会派弁護士を中心にした一六名の弁護士による構成である。

たばこ病訴訟提訴までのいきさつ

たばこ病一一〇番から一〇か月間、弁護団と市民運動は、何回も会合をもち、あらゆる角度からたばこ病裁判提起に向けて検討を重ねた。

その中身は、①情報収集、②医学専門家との連携、③マスコミとの関係、④カンパの要請、⑤報告集会のアクション等である。このうち特に市民運動に負うところが大きいのは、平素の意見交換のための会合、裁判に向けて全国の同志へのカンパの要請、そして報告集会等の企画である。報告集会等は、広く市民に情報を提供し、裁判への理解と支援を訴えるという意味で重要テーマである。法廷や報告集会等に直接参加できない全国の仲間には、市民運動の会報のほか、マスコミによる報道を通じて広く情報が行き届くようにする必要性が確認された。

特に紹介しておきたいのは、この訴訟への市民運動の貢献である。その例としては、たばこ問題情報センター（代表渡辺文学氏）は、「日本のたばこ事情」（一九九八年版）をまとめ、「たばこ事業法」「日本のたばこ産業」「たばこの価格と税金」など一七項目にわたってコンパクトに整理し、それぞれの問題点をするどく指摘する。また、タバコ問題首都圏協議会（連絡先、東京都千代田区飯田橋二―一―四、九段セントラルビル二〇三号、電話〇三―三二二二―六七八一）が一九九八年度「タバコ問題早わかり年表」を作成し、一五世紀から今日までの内外の主な出来事を二二頁の中にまとめ上げており、並々ならぬ力量を感じさせる。その市民運動のメンバーは、全てボランティアで夜を日に継いでたばこ病訴訟を全面的にバック・アップすることになった。

次に、弁護団は、訴訟提起に向けて、医学専門家との連携に向けて努力した。特に喫煙をめぐる医学上の問題について、医学や疫学の専門家、臨床医等と直接面談するなど喫煙をめぐる内外の医学情報に接し、徹底的に学習して専門的知識を積み上げた。

さて、弁護団は提訴に際しての記者会見を準備し、その後の口頭弁論期日には、記者クラブに訴訟資料等を提供する方針を決めた。またこの問題に高い関心を示している個々の記者には、特に詳細な情報を提供するなど積極的に協力することも確認した。

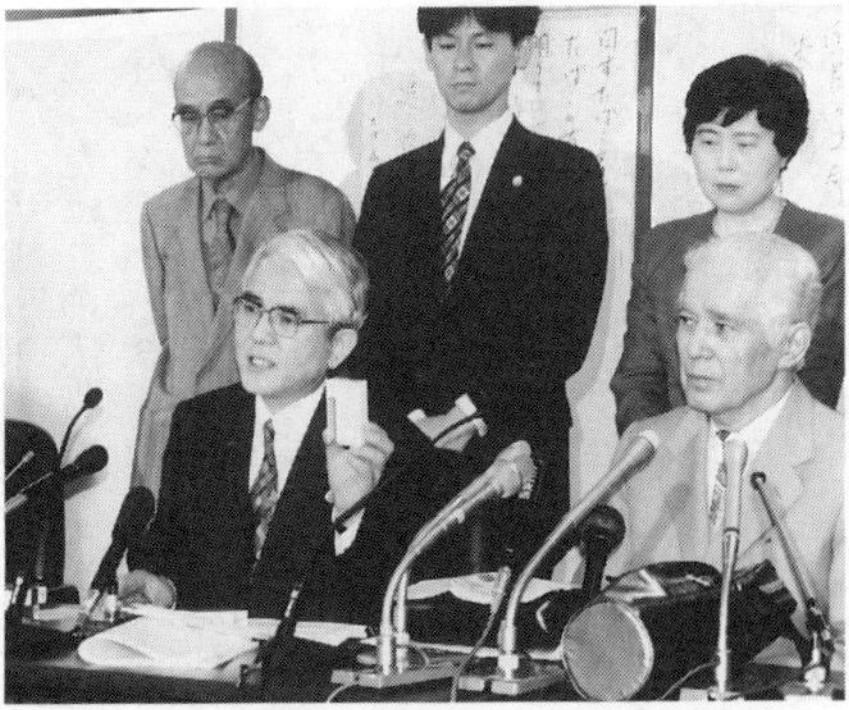

図 8-1　提訴当日の記者会見にのぞむ原告・弁護団（手前左筆者．ジャパンタイムズ提供）

ついに提訴

原告・弁護団は、一九九八年五月一五日、東京地方裁判所に「たばこ病損害賠償等請求事件」という事件名で提訴の手続きをとった。被告は、日本たばこ産業株式会社、日本たばこの歴代の社長である長岡実、水野繁、水野勝の三者、そして国（大蔵省、厚生省）である。

原告・弁護団が求めているのは、次の六項目である。

一　原告一人一〇〇〇万円（合計七〇〇〇万円）の損害賠償請求

二　自動販売機によるたばこの販売禁止
三　たばこの広告の禁止
四　スポーツやコンサート、囲碁などのイベントでのたばこ会社名の冠開催の禁止
五　マナー広告に名を借りたたばこの宣伝の禁止
六　たばこのパッケージに具体的な警告表示・有害表示を要求

まず、損害賠償請求については、最低でも被害額は一人一億円を下らないと考えるのが妥当であろう。長年の喫煙の結果、肺がんや喉頭がん、肺気腫に罹り、苦しんでいる原告たちは、健康を奪われ、生命の危機にさらされているのであり、その被害は甚大である。慰謝料だけでなく、逸失利益も考えれば、一人一億円の賠償請求でも低すぎる。ただ、裁判での請求となると、日本ではアメリカなどと違い、請求額に見合った印紙代を納めなければならない（一億円請求の印紙代は四一万七六〇〇円）。原告らの経済的事情もあり、将来の請求額の拡張を留保しつつ、当面便宜的に一人一〇〇〇万円の請求に抑えたのである。

次に原告・弁護団は、「被告日本たばこ産業は、製造たばこを製造販売する時には、その外箱に、一二ポイントの大きさの字体を使って、たばこの外箱の上部三分の一の部分に、左記の有害表示のうちの一つを三か月ごとに交替して表示せよ」との要求をしている。その有害表示

の具体例は次のとおりである。

①紙巻きたばこには発がん性がある
②喫煙によってあなたが死ぬことがある
③たばこは心臓発作または心疾患を引き起こす
④妊娠中の喫煙はあなたの赤ちゃんに有害である
⑤紙巻きたばこには強い依存性がある
⑥今禁煙すればあなたの健康に対する重大な危険性は大幅に減少する
⑦たばこの煙はあなたの子どもに有害である
⑧あなたの喫煙は周囲の人々の健康を損なう

これは、一九九七年にアメリカのたばこ会社と四〇の州政府との間で合意に達した四二兆円和解案(第六章に詳しく紹介)の中で明示されている警告文にならったものである。これらの有害表示、警告表示が今後のたばこパッケージの表示として国際基準になると考えられる。

要するに、たばこはこのように喫煙者を深刻なたばこ病に罹患させるだけでなく、周囲の非喫煙者にも害を与える商品であるのだから、少なくともそのような内容をはっきり表示して消費者に警告することなくして販売することは許されないということである。

原告・弁護団の主張の骨子

原告・弁護団は訴状の冒頭で、次のようなたばこ問題の根源的指摘をした。

「川の下流域で赤ちゃんが大量に流されている。血へどを吐いてもがき苦しむ赤ちゃんや既に息を引き取った赤ちゃんがあっちにもこっちにも流されている。大勢の人々が赤ちゃんを助けようと懸命である。川上で毒を流している者がいる。これが赤ちゃん大量死の元凶であった。この時、その毒を流している悪い奴に見て見ぬふりをする者がいる。その重大な事態が見えず、川下の赤ちゃんをいかに助けるかこそ問題だと声高に叫んでいる識者がいる。毒をまく奴にとりいって一儲けしようと企む奴もいる」

これは、一九八四年一二月に、タイのバンコクで開催された国際消費者機構(IOCU)の世界会議で、アンワ・ファザール会長(当時)が行なったスピーチの要約である。

ファザール氏のスピーチは、一般に消費者問題の本質を見失わないための根源的指摘であり、この会議に出席していた筆者は感銘を受けたことを覚えている。翻って、喫煙問題を見る時、長い歴史があるだけに、安易な文化論などを振り回されると本質を見失う恐れがある。ファザール氏の指摘は、たばこ問題の本質を見据えるのに格好なたとえ話であろう。

因果関係の証明

一九九八年一二月六日放映のＪＮＮ報道特集「二五兆円和解の裏で何が？　追い込まれた米たばこ会社と進む毒性開示」の中で、厚生省保健医療局の望月友美子専門官はインタビューに次のように答えている。たばこには「依存性があると考えます」、「絶対真実の因果律というものは、人の体に起こる病気については誰も証明できない」、「疫学という分野があって、たばこを吸う集団と吸わない集団を比較した場合、吸う集団の方にたくさん肺がんが起こる、これは医学の常識です」と語っている。望月氏は、たばこ病訴訟の被告国《くに》の指定代理人であるので、その発言には重みがある。ちなみに、厚生省作成の『たばこ白書』（一九九三年）は、「喫煙と肺がんの因果関係は、多くの疫学的研究及び実験的研究でほぼ確立したといえる」と総括している（六四頁）。

喫煙と肺がん、喉頭がん、肺気腫との因果関係については、世界のこの方面の専門家の間では、疑問の余地なく肯定されている。「喫煙か健康か世界会議」、「国際消費者機構」などの国際会議では、喫煙とこれら疾患との関連について因果関係が定かではないなどという議論は皆無といってよい。これらの会議では、世界各国の権威ある医師・医学者等の医学専門家、厚生行政の専門担当者、医療現場の技術者、法律学者・法律実務家、市民運動関係者等々の参加者が、たばこ関連疾患の新たな調査報告についての情報交換、子どもたちの喫煙をどう防ぐかなどの方法論の検討、体験にもとづいた実効性ある喫煙規制対策の報告、世界各地の具体的取り組みの報告、多国籍たばこ企業の発展途上国に対する侵奪の数々などについて真剣な議論と情報交換をする。

「喫煙とたばこ関連疾患との関係については未だ明らかにされているとは言えない」などと言うのは、たばこ産業サイドの関係者とたばこ会社代理人の弁護士たちだけである。

同種の因果関係が争われたケースでは、四日市公害訴訟において、津地裁四日市支部は一九七二年七月二四日、疫学的立証方法を主軸にして、大気汚染と健康被害との間に因果関係ありとしてこれを認定した。既に富山イタイイタイ病判決(富山地裁判決一九七一年六月三〇日)、新潟水俣病判決(新潟地裁判決一九七一年九月二九日)において、疫学的立証による因果関係が肯定されており、この流れは定着しているが、四日市公害訴訟判決において決定的になったといえる。ちなみに、四日市公害訴訟判決によれば、大気汚染以外の原因でも発病する気管支喘息のような病気(非特異性疾患)についても、疫学的因果関係の立証で足りるとしている。

一九九八年九月一七日、筆者はたばこ病訴訟弁護団のメンバーとともにカリフォルニア大学法学部のスティーブン・シュガーマン教授と会見した。教授は、京都大学法学部の客員教授として来日中、筆者らとの会見の席上、日本のたばこ病訴訟に言及し、次のように指摘した。

「日本のたばこ病訴訟は、米国の場合と比較して、①たばこの警告表示があいまいであり、被告が法的責任を免れる抗弁として使えるようなものでないこと、②法体系が単一で米国法におけるような専占（一四〇頁参照）の問題がないこと、③原告らが終始ＪＴのたばこだけを吸っていたこと、等の点では法的に原告に有利である」

判例は因果関係を肯定

東京地方裁判所は、一九八七年三月二七日の嫌煙権訴訟判決において、喫煙と肺がん、肺気腫等との関係につき疑問の余地なくこれを肯定して、次のように述べている。

「長期間の能動喫煙の人体への影響としては、肺癌その他の内臓部の癌、動脈硬化に起因する心筋梗塞及び狭心症等の虚血性心疾患並びに呼吸困難を主訴とする肺気腫、慢性気管支炎及び慢性喘息等の閉塞性肺疾患等に罹患する確率が著しく上昇すること、妊婦が能動喫煙をすると、胎児の発育に悪影響があり、流産、早産、未熟児の出産、生後一週間以内における嬰児の死亡等の起こる確率が上昇することが専門家において承認されている」

被告らの責任

川上で毒(ニコチン)を流している者は誰なのか。喫煙に関する情報を隠している者は誰なのか。現在日本のたばこの外箱に表示されている「吸い過ぎに注意」という文言は欺瞞ではないか。全国に溢れる五〇万台のたばこ自動販売機をどう考えたらよいのか。

元凶は日本たばこ(JT)と大蔵省である。彼らが、莫大な資金を投入して行なった喫煙の有害性に関する動物実験や人間を被験者にしての実験のデータを有していることは間違いない。しかしその情報を消費者の目から隠蔽している。しかも世界的レベルで積み重ねられてきている喫煙の有害性に関する疫学的調査報告や病理学の報告により、喫煙に対する重大な警告がなされてきているにもかかわらず、世界中のほとんどどこの国もやっていないテレビやラジオなどの電波媒体を使って、子どもたちをニコチンに誘うという犯罪的行為をなし続けてきた。

山口紀洋弁護士は、「水俣病、クロロキン薬害そしてたばこ病」と題する論説(『吸う人と吸わない人のたばこ病』実践社)の中でこう喝破する。

「水俣病で情報をかくしていたために、不知火海沿岸の漁民たちが「狂い死に」をし、そして今も後遺症に苦しんでいるわけです。そうした悲惨な被害を見ながら、チッソ水俣工場の社長及び工場長たちは毒液を流し続けたのです。また薬害事件においても、わずかの損害賠償金は取りましたけれども、私たちが一七年前に告発した薬害構造は、実はＨＩＶ被害の構造と同じなのです。たばこもまったく同じなのです。ＪＴと大蔵省の役人たちは、喫煙者が体をむしばみ命を奪われているということを冷酷にみつめているのです」

「今からわずか五〇年前に戦場で人が人を殺し合ったわけです。今日も世界中で人が人を殺し、地雷を製造している人たちがいるのです。だからわれわれは人間というものを甘く見てはいけない。チッソの人たちは知っていながら水俣の沿岸の人たちを殺し、薬害事件では、知っていながら人を盲目にした。ＨＩＶ事件は医師・厚生省は若者がエイズに感染するのに口をつぐんでいたのです。たばこ産業が情報を隠蔽し、若者らの喫煙をあおる商売は殺人なのです」

喫煙の有害性は明らかであり、しかもそれは生命・健康を奪うものである。従って、たばこの販売が仮に許されるとすれば、少なくともパッケージの有害表示、警告表示はもとより、各種宣伝の禁止と、逆に喫煙の有害性を伝えるリーフレットの配布や各種媒体による宣伝、さらには社会教育の推進など、有害情報・被害予防対策とともになされるべきである。たばこに関する正しい情報が開示されて初めて、消費者は喫煙してよいのかしてはならないのかの選択が可能となる。しかるに、専売公社と被告日本たばこはこれまで正しい情報を開示するどころか、電波媒体などを湯水のごとく使用して、子どもたちをターゲットにしたたばこ拡販政策をとってきたのであった。

原告らは長年の喫煙の結果、肺がんや喉頭がん、肺気腫の疾病にかかることを知らなかったのである。しかも、ニコチンには強い依存性があり、いったん喫煙習慣がつくと、やめたくてもやめられなくなる。被告らは、そのことをよく知っていながらこれを隠蔽し、喫煙をあおってきたのであり、その意味では、被告らの違法性が強く認められる。その責任は過失責任ではなく故意責任を負うべきである。

そしてこのように、依存性のある毒物を、輸入、製造、販売してきた組織(被告日本たばこ)と組織のボスたち(被告長岡実、被告水野繁、被告水野勝)及び組織の跳梁跋扈を許してきた被告国の違法性、責任は重大であり、被告らには懲罰的損害賠償がふさわしい事例である(原告第六準備書面から抜粋)、と私たちは考えている。以上が原告・弁護団の主張の要旨である。

被告日本たばこの対応

たばこ病訴訟提起は、特に被告の日本たばこ産業株式会社に対し激震をもたらしたことは間違いない。なぜなら、この裁判の決着の如何は彼らの存亡にかかわるからである。

原告・弁護団は、被告日本たばこと大蔵省に対し、たばこ情報に関する隠蔽を告発している。アメリカのたばこ会社の内部情報が開示されて、彼らが喫煙の有害性その他重大な調査報告などを隠蔽していたことが暴露された。その結果、たばこ会社の幹部たちの議会での証言が虚偽であることが白日のもとにさらされたことは私たちの記憶に新しい。日本のたばこ会社とアメリカのたばこ会社との間には、非常に密接な情報交換がなされていると言われている。しかし実際の法廷では、被告日本たばこは、たばこに一部発がん物質が含まれていることは認めたものの、喫煙と肺がん等との因果関係については争うという基本的対応をしてきている。

被告国のジレンマ

原告・弁護団の訴状に対し、被告国側の一翼をになう厚生省内部では、基本的にこれらを認めるべきだという真面目な議論があったらしい。厚生省としては当然であろう。原告・弁護団は、主に厚生省作成にかかる『たばこ白書』にもとづいて訴状を作成している。その意味で、特に国側がどのようなスタンスで応じてくるのか、筆者は非常に興味深く見ていた。しかし実際は、国側は真正面からの応答を避ける戦術をとった。

提訴から一年間経過しているが、被告国は、たばこの有害性についての原告・弁護団の主張に対して認否しないという対応をしている。そして被告国は、「求釈明」と称し、あげ足取りのような質問を原告・弁護団になし、原告・弁護団がそれらに回答したら認否するという戦術をとっている。被告国の「求釈明」のいくつかを次に紹介する。

まず、原告・弁護団が、先進国の中でひとり日本だけが世界の潮流に逆行する形でたばこ拡販政策をとってきたと主張したのに対し、被告国は「たばこ拡販政策とはいかなる政策をいうものか、具体的事実を明らかにされたい」と釈明を求めている。また、原告・弁護団が、喫煙と各疾患との因果関係について、「国内外の数多くの疫学的研究によって、喫煙者では肺がん、……などに罹患する危険度が増大していることが証明されている」、「喫煙者の死亡比は、喉頭がんで三二・五倍、……などいずれもリスクが増大している」、「呼吸器疾患のリスクも増大する」、「これらのリスクは、喫煙開始年齢が低いほど……高まる」、「喫煙と肺がんの関係については、……因果関係があることが疫学的に証明されている」、「たばこの消費量と肺がん死亡率との関係をみると、……相関関係が見られる」、「(喉頭がんについても)肺がん同様、……喫煙との因果関係が証明されている」、「喫煙の呼吸器……への影響、慢性閉塞性呼吸疾患の発生との因果関係については、……疫学的研究によって証明されている」、「肺気腫と……喫煙との因果関係は明白である」等の主張をしたのに対し、被告国は、これら各表現はそれぞれいかなる意味で使用しているのか、また、右の「危険度が増大」、「リスクが増大（高まる）」、「因果関係があることが疫学的に証明されている」、「因果関係が明白」等の概念相互の異同を明らかにされたい、と釈明を求めている。

これに対し、原告・弁護団は直ちに次のように反論した。

「被告のこの不誠実な態度に失望するだけでなく、大きな怒りをもちました。被告らは大きな考え違いをしているのです。被告らは自己の社会的な立場・義務を無視しているのです。被告らは欺瞞的な法廷技術を使って、裁判所の目を根本争点から外そうとしているのです」

そしてさらに次のように反論している。

1　たばこが猛毒物質であり、喫煙が人体に重大な侵襲をなすことは既に世界の医学界で明らかなことである。

2　およそこの世で猛毒物質を製造販売するものは、少なくとも消費者に当該製品の毒性を全面開示する義務がある。

3　被告らがたばこを製造・販売し続けてきたことは否定しようもない事実である。

4　そうであれば、被告らは、たばこ・喫煙について被告らが認識してきた内容と、これに対してたばこの製造・販売につきなしてきた販売政策を具体的に開示し、少なくとも積極的に「弁解」しなければならない立場にある。

従って、被告らの形式的な認否はもとより、被告国の「たばこ拡販政策とは何ですか」とか、被告日本たばこの「喫煙の有害性を知悉していたとする根拠を明らかにされたい」などという求釈明は、あまりにも被告らの立場・義務を無視し、原告らを馬鹿にしているものである。

翻って、原告・弁護団は、厚生省作成にかかる『たばこ白書』にもとづき、その主張の骨子を作成しているが、その中で、原告・弁護団は、この点を詳述して、被告国の不誠実を厳しく批判している。

すなわち、「たばこの害にはニコチン、種々の発がん物質・発がん促進物質、……その他多種類の有害物質が含まれているため、……喫煙者では肺がんをはじめとする種々のがん、虚血性心疾患、……その他種々の疾患のリスクが増大する」（『たばこ白書』二三頁）、「喫煙は肺がんの重要な危険因子と目されるようになった」（同四七頁）、「厚生省も、……計画調査を一九六五年（昭和四〇）に開始した。……その結果がんのみならず呼吸器・循環器疾患による死亡についても、喫煙や食事など生活習慣との関連が明らかにされ、さらに非喫煙者の肺がんに対する受動喫煙の影響も明らかにされた」（同四八頁）、「喫煙本数と肺がん死亡率の間に量－反応関係がみられ、日常の飲食習慣や嗜好習慣のうち、喫煙と肺がんの関係が特に密接であることが明らかにされた」（同五一頁）、「戦後のたばこの欠乏期を五年とみなすと、比例ハザードモデルに基づく肺がん死亡率は、英国で作られたモデルと一致し、一六～二五歳で喫煙をはじめ一日四〇本以下の喫煙の場合、二〇～二五年かかって肺がんが発生」（五二頁）等の主張をしている。

第三章でも触れたが、平成九年版『厚生白書』は、第二章「生活習慣病を考える」第三節において、「喫煙習慣を考える」として六頁にわたって喫煙の有害性を論じ、喫煙は多くのがんと深い関係があるなどとして、図解入りで解説している。これまで、厚生省は、喫煙と健康問題に関する報告書として『喫煙と健康』（通称『たばこ白書』）を出しているが、今回の『厚生白書』は、閣議による承認を得たものである。要するに、原告・弁護団が主張する喫煙の有害性に関する主張については、被告国は、これを真っ向から否定することができないのである。これを否定すれば、『たばこ白書』や『厚生白書』と矛盾することになるからである。それなら、これを肯定すればよいのであるが、そうすると、大蔵省及び日本たばこのたばこ拡販政策と対立することになるというわけである。厚生省が法廷で、喫煙の有害性、喫煙と肺がん等との因果関係について認否を留保するというやり方は、国民の生命・健康を守るべき厚生省が『たばこ白書』などを出して喫煙を規制するため努力しているように見せかけながら、実際はたばこ産業の利益を擁護していることを物語っている。

自業自得論は誤り

好きなたばこを吸ってがんなどになったからといって、裁判に訴えるなどというのはおかしい、というような意見が各紙の投書欄などに時々寄せられている。

仮にこのような意見を〝自業自得論〟と呼ぶとすると、こうした議論は、一見俗耳に入りやすいが、一言でいえば、軽薄な議論である。誠に権利意識が低い国の脆さを露呈したものと言わざるを得ず、結果的に〝死の商人〟たちを喜ばせるだけである。たばこ自業自得論は、はっきり誤りである。

たばこ公害には二重構造がある。非喫煙者が日常的に喫煙者の吐き出すたばこ煙によって急性あるいは慢性の被害を被っている。その意味では非喫煙者が被害者であることは間違いない。しかし、実は喫煙者も被害者である。ほとんどの喫煙者は、子どもの時に好奇心や友人の影響でたばこに手を出し、いたずら半分で喫煙しているうちに、ニコチンの依存性によって病みつきになり、生涯喫煙者となって苦しむというパターンである。

このようなたばこ製造販売者の実態を直截にとらえれば、喫煙者が意図的に作り出されている構造が見えてくるのであって、その意味で喫煙者は第一次的被害者であると言わなければならない。その第一次的被害者である喫煙者が日常的に非喫煙者に害を与えるという構造がある。このようにたばこ公害には二重構造がある。この構造をしっかり摑まえれば、たばこ自業自得論がいかに浅薄な議論であるかがわかるのである。

市民運動との連携

たばこ病訴訟は、国民の健康や生命を守るための国家的政策の根幹にかかわる。

喫煙と肺がん等との因果関係を証明する疫学的データは山ほどある。病理学的調査報告も少なくない。これらのデータは既に世界的に確立されていると言ってよい。しかし、国を相手にしてのこの種の事案であるから、広く市民の支持がないと裁判における勝訴を期待することは困難と見なければならない。その意味でこの種の訴訟は、法律家が一人で請け負うことはできないし、請け負えるものではない。言い換えればたばこ病訴訟には、市民運動と一体になった取り組みが不可欠なのである。そこで、筆者はたばこ病訴訟を企画すると同時に、嫌煙権確立をめざす法律家の会の弁護士を中心に社会派の弁護士に呼び掛け、弁護団への結集をはかり、全国の反喫煙の市民運動団体と連帯をはかるため、たばこ病訴訟支援を訴えた。

特に市民運動に負うところが大きいのは、報告集会等のアクションである。このアクションは、広く市民に情報を提供し、運動への支援を訴えるという意味で有力である。直接参加できない全国の市民には、マスコミによる報道を通じて、広く情報を提供するということになる。

近時、インターネットを通じて「たばこ病訴訟」のホームページが開設されているので、法廷での原告・弁護団の主張、相手方の反論などについて、逐一裁判データが公開されている（http://plaza10. mbn. or. jp/~sensho/）。

たばこ病を支える会の勝手連

訴訟提起後、「たばこ病裁判を支える会」が結成された。その呼び掛け人メンバーには、中田喜直（作曲家、「支える会」代表）、野村かつ子（海外市民活動情報センター代表）、五島雄一郎（日本禁煙医師・歯科医師連盟会長）、みのもんた（タレント）、コロムビア・ライト（漫才師）、小林信彦（作家）、南美希子（キャスター）、林高春（東京衛生病院名誉院長）などの著名人各氏が続々名を連ねている。子どもたちに人気の俳優やタレントがたばこ会社の片棒をかついでたばこCMで金儲けをすることに関して批判が強まっているが、一方で、良心的著名人が一文にもならないたばこ病訴訟の応援をしているのである。

分煙の市民運動との関係

嫌煙権運動などわが国の反喫煙運動は、非喫煙者の擁護を視点に据えた分煙運動が主である。しかるに今回のたばこ病訴訟は、長年の喫煙の結果肺がんなどのたばこ関連疾患に罹患した患者による損害賠償請求であるから、非喫煙者擁護の視点と違うことは確かである。しかし、分煙を求める市民運動の背景には、

①国のたばこ拡販政策が、非喫煙者擁護の社会的対応の後れをもたらしていること

②多くの喫煙者群の存在があり、そこでの煙害が問題になるということ

等の事情がある。

原告・弁護団のたばこ病訴訟の目的とするところは、特に被告日本たばこと大蔵省によるたばこ拡販政策、それに厚生省がその任務に背いてなんら実効性のある喫煙規制対策を実行してこなかったことを告発し、それが国策として誤りであることを明らかにすることである。そして国の喫煙規制対策を大きく転換させることを目指している。従って、たばこ病訴訟の取り組みは、非喫煙者擁護の分煙運動と基本的に連帯することができるのである。全国の反喫煙運動団体にたばこ病訴訟支援の輪が広がっている。

あとがき

本書執筆中の三月一二日、四谷駅近くの主婦会館で、消費者運動家として国際的に知られる野村かつ子さんの米寿のお祝いの会が開かれた。この日に間に合ったという野村さんの著書『消費者運動・八八年の歩み』（おもだかブックス）の中で、野村さんは次のラルフ・ネーダー氏の言葉を紹介している。

「ネーダーは市民を二つに分類している。①世の中を良くしようと願うパブリック・シティズン、②自分や自分の家族の幸せしか考えないプライベート・シティズンに。そして前者に組する人びとの数をできるだけ増やしていくことを願い、そのために自分のできることを精一杯行動に移していく、これが市民運動のスタートなのだ」

この言葉の意味するところは誠に深甚であり、市民運動をになう者の常に心すべきことと考える。

本書でとりあげたいと考えながら、諸々の都合で割愛せざるを得なかったたくさんの重要なケースがある。日本たばこなどの「はみ出し自動販売機」を懸命に告発する裁判は、浅野晋弁護士が中心となって精力的な取り組みがなされており、東京地裁判決を勝利した後、現在東京高裁に継続中である。注目に値するこの事件を紹介できなかったことが何としても残念である。また、名古屋の伊藤静男弁護士らによる日本たばこを相手としたいくつかの重要な裁判についても紹介できなかったのが心残りである。その他、全国には様々な反喫煙の取り組みがあるが、紙面の都合等でとりあげることができなかった。

本書執筆に当たって、富永祐民氏(愛知がんセンター研究所所長)には第二章「現代人とたばこ病」について、浅野牧茂氏(国立公衆衛生院)、松崎道幸氏(深川市立総合病院内科医長)には第三章「受動喫煙の被害」について具体的にご教示をいただいた。林俊郎氏(目白学園女子短期大学教授)には、重要な内外の医学論文、がんの統計その他全国各地の資料の原文をご送付いただくなどお力添えをいただいた。穂積忠夫弁護士には、アメリカの裁判におけるチポローン事件をめぐる連邦最高裁判決について、原典にあたっていただき貴重なご示唆をいただいた。同弁護士には、さらにEU(ヨーロッパ連合)の法規制とイギリスのたばこの警告表示に関する英文資料と翻訳の提供をしていただいた。渡辺文学氏(たばこ問題情報センター代表)からは数えきれないほどの資料を送っていただいた。また巻末の「アメリカ政府の取り組み」(米国公衆衛生総監

あとがき

『喫煙と健康』報告書のまとめ)は、平山雄博士がご存命であった一九九三年七月、東京弁護士会主催の「たばこホロコースト市民法廷劇」の検察官の論告作成の時に先生に要約していただいたものをベースにして作成したものである。先生のお姿を思い浮かべながら執筆したことを記しておく。その他多くの方から日ごろ喫煙に関する内外の資料を送っていただいたり、アイデアを寄せていただいたり、ビデオテープを送っていただいたりしたものを参考に使わせていただいた。これら多くの諸先達、多くの仲間の協力がなければ本書が世に出ることはなかった。

今回の企画は、七年ほど前、岩波書店新書編集部の山田まりさんからお声をかけていただいたのがきっかけであるが、当時筆者の公私の事情のためまとめるまでに至らなかった。そういう意味では七年越しの恋を実らせたような感じで感慨深いものがある。山田さんには、本書の企画、全体の構成、細かなチェックなど大変お世話になった。岩波書店の校正担当の樋口圭子さんにも大変お世話になった。お力添えいただいたすべての関係者の方々に心から感謝したい。

一九九九年四月

著　者

アメリカ政府の取り組み

1964年　アメリカ政府の最初の公式見解が発表される．
紙巻きたばこはアメリカにとって適切な対策を必要とする重要な健康被害である．紙巻きたばこは男性の肺がんの原因で，女性の肺がんでも同様のことが疑われる．他の病気についても因果関係が認められるものは少なくない．

1967年
紙巻きたばこ喫煙が肺がんの主原因であることには「圧倒的な証拠があり」，冠状動脈性心臓病死亡原因である可能性も強い．紙巻きたばこは慢性呼吸器疾患の最も重要な原因である．

1968年
1日2箱喫煙の高度喫煙者の寿命は8年短く，1日10本の軽度喫煙者でも4年短い．

1969年
妊婦の喫煙で流産や早産，新生児死亡率が高まり，低体重児が多く生まれる．

1971年
喫煙は末梢血管病，大動脈及び冠動脈の動脈硬化，大動脈瘤，脳血管病，呼吸器病罹患率を高める．

1972年
たばことその煙の免疫的影響の証拠，たばこの煙の有害成分，たばこの煙による空気汚染への大衆の曝露などを吟味した．
たばことたばこ煙は，人間及び動物の感作抗原であると認められ，免疫システムの中の防衛機序を障害する可能性がある．
非喫煙者がたばこ煙にさらされるとアレルギー症状が強まる．
たばこの煙の充満する室内の一酸化炭素は，慢性の肺または

心臓疾患患者の健康を障害する．たばこの煙の中には，がん原物質，がん促進物質などを含む数百種類の化学物質があり，その中でも一酸化炭素，ニコチン，タールがたばこによる健康被害の主体を占める．

1973 年

パイプ，葉巻喫煙の死亡率は紙巻きたばこより低いが，非喫煙者と比べるとより高い．紙巻きたばこ喫煙は健康成人の運動効率を障害する．

1974 年

喫煙と脳梗塞，喫煙とアスベスト曝露が重なって肺がんリスクを高めるとして，それら証拠を展望．

1975 年

受動喫煙の健康への影響について新しい情報を総括，両親の喫煙による新生児の肺炎，気管支炎のリスク上昇の証拠を提示．

1977 年～1978 年

特に，女性の喫煙が健康に及ぼす影響に焦点をあて，経口避妊剤が喫煙の心臓血管病への曝露影響を強めると提示．

1979 年

喫煙の健康に及ぼす行動科学的，薬理学的，社会因子の影響を吟味．たばこを吸わせないための教育の役割について行なった最初の報告．かみたばこ（煙のないたばこ）の健康への影響の最初の報告のほか，「喫煙はドラッグ使用の主原因の一つ」など新たな章を設置．

1980 年　喫煙が女性の健康に及ぼす影響の特集

女性のがん死亡の中で，肺がんが近い将来乳がんを抜くと予告．特に未成年女性の喫煙増加傾向を指摘．

1981 年　低タール，低ニコチンたばこの健康への影響の特集

低タール紙巻きたばこは肺がんリスクは低めるとしても，心臓血管病，慢性閉塞性肺疾患のリスクや胎児への影響を低めるという決定的証拠はない．たばこ添加物の燃焼による健康

へのリスクを指摘している．軽いたばこの喫煙者は，代償的行動などでフィルター効果を弱めていることを指摘，安全なたばこなどは存在しない．低タール，低ニコチンたばこは多少の効果はあっても，禁煙の効果に比べると比較にならないほど小さいことを強調している．

1982年

喫煙する夫をもつ非喫煙の妻の肺がんリスクに関する新しい疫学的研究成果を紹介し，公衆衛生の重大問題となる可能性を指摘．低コストの禁煙方法を考察している．

1983年　喫煙の心臓血管病への影響の特集

喫煙は冠動脈心臓病(CHD)の三大原因の一つだが，喫煙者の頻度が高いことからみても最も重要な原因と結論づけている．

1984年

喫煙は慢性閉塞性肺疾患の死亡原因の80%～90%を占め，その主原因と結論．その罹患は，長期にわたって活動を制約するので，死亡を上回る社会的重要性をもつと指摘する．

1985年　喫煙と職場の環境汚染問題の特集

喫煙は職場環境中の危険物と複合汚染を引き起こす．たとえば，アスベスト曝露と相乗的に作用して肺がんリスクを高める．工場労働者では職業性の曝露の可能性が高く，喫煙率も高いので問題は特に重要と指摘．

1986年　受動喫煙の健康への影響の特集

受動喫煙は健康な非喫煙者から発生する肺がんなど多くの病気の原因と結論づけた．喫煙する両親の子どもは非喫煙の両親の子どもと比べ，呼吸器病のリスクが高いと指摘，公共の場所や職場での喫煙制限が広がっていることを紹介，同一空間の室内の分煙では環境中のたばこの煙の影響を少なくはするが，なくすことはできないとしている．

1988年　ニコチン依存性の特集

ニコチンは他の常習性をもつ麻薬に匹敵する生理学的，心理

学的特性をもっていると指摘．

1990 年　禁煙の健康への貢献の特集

個人と集団の両方の立場から禁煙方法，実践と普及の動向を展望，総括している．

（1964 年から 1990 年に至る米国公衆衛生総監の『喫煙と健康』報告書の要約）

参考文献

書 籍

フィリップ・J・ヒルツ，小林薫訳『タバコ・ウォーズ——米タバコ帝国の栄光と崩壊』，早川書房，1998

ニューヨーク・タイムズ記者である著者による米国たばこ会社の内部秘密文書に関するリポートである．たばこ会社の欺瞞性，反倫理性があますところなく暴露されている．文字どおり現場からの報告であり，その内容は衝撃的である．近時アメリカの裁判の陪審評決や和解で莫大な損害賠償額がなぜ出されているのか，本書を通読すれば合点がいくであろう．この本を読まずしてたばこ問題を語るなかれ，である．

ティム・ヒューワット，大和久泰太郎訳『現代の死の商人』，保健同人社，1993

本書は刺激的なタイトルのとおり，たばこ会社の正体をずばりとつき，多国籍たばこ企業を告発する．

厚生省編『喫煙と健康——喫煙と健康問題に関する報告書 第2版』(通称『たばこ白書』)，1993

公衆衛生審議会による『喫煙と健康問題に関する報告書』(1987年)の改訂版であり，厚生省による喫煙問題についての初めての本格的報告書という意味で重要な文献である．

淺野牧茂『たばこの害を正しく知る』，労働旬報社，1988

受動喫煙に関する第一人者である著者が，喫煙の健康影響に関して，一般読者向けに解説したものである．正しい情報なくして，正しい選択はない．特に喫煙者に一読をおすすめしたい一冊である．

林俊郎『流行する肺ガン』，健友館，1997
林俊郎『生活習慣病が日本を滅ぼす』，健友館，1998
生化学の専門家である著者の，喫煙問題に関する本格的労作である．内外の情報と問題の核心をつき，一般読者にもわかりやすくかみ砕いて解説がなされている．
渡辺文学『タバコの害とたたかって』，大日本図書，1996
「たばこ問題情報センター」代表で，禁煙ジャーナル編集長でもある著者の20年を越える嫌煙権運動の総括である．特に，漢字にカナがふってあるので，小・中学生の子どもにも是非読ませたい一冊である．人間の生き方を行間に教える好著である．
花井喜六『アメリカ禁煙革命』，近代文芸社，1994
東京新聞の論説委員であった著者が，単身アメリカ社会を歩き，喫煙をとりまく状況について，ドキュメンタリー風にまとめている．
米国保健省編，小田清一訳，『アメリカ禁煙事情』，社会保険出版社，1994
原題は“SMOKING CESSATION METHODS”となっている．「米国式禁煙法とその評価」という副題がついているが，「職場における喫煙対策と喫煙管理プログラム」の章もあり，アメリカの禁煙方法の取り組みを中心にした本格的紹介の本であり，専門家向けの高度の内容が豊富である．
林高春『タバコがやめられない本当の理由』，PHP研究所，1999
「5日でたばこがやめられる」法の日本の主唱者として知られる著者の最新書．1966年から東京衛生病院で禁煙プログラムを実践している著者の論述には，現場を踏まえているだけに説得力がある．禁煙に挑戦したい方は，この本を手にする価値がある．
高橋裕子『禁煙指導の本』，保健同人社，1998

タイトルのとおり，今後「禁煙外来」を担当する医師だけでなく，禁煙指導に習熟することが求められる看護婦，薬剤師，ケースワーカー，保健婦，そして学校の養護教諭の方々の必読書である．

伊佐山芳郎『嫌煙権を考える』，岩波新書，1983

人権としての嫌煙権の基本的考え方，たばこ公害の構造，嫌煙権訴訟の経緯と展望，喫煙問題をめぐる世界状況等についての基本問題を論じ，喫煙規制対策の必要性と方向づけを提示したもの．市民運動の一翼を荷なう立場にいる者の現場からの報告である．

論文・資料・外国文献等

卯辰昇「たばこ訴訟にみるアメリカ不法行為法の展開」，安田総研『クォータリー』Vol. 22，1997

卯辰昇「米国タバコ訴訟の新たな展開—州メディケード求償訴訟の可能性と限界を中心に—」，『早稲田大学大学院法研論集』第 88 号，1998

卯辰氏の二つの論文は，激動するアメリカのたばこ訴訟についての本格的論文である．法律家向けの専門的論文であり，アメリカの裁判を歴史的に概観しているという意味で待望の論文である．

棚瀬孝雄「米国タバコ訴訟の展開とタバコ政策」，『ジュリスト』No. 1149，1999

吉田邦彦「タバコ問題と現代型訴訟」，『ジュリスト』No. 1149，1999

棚瀬，吉田両教授による，特にアメリカのたばこ裁判を視座に据えた，喫煙問題についての法社会学的アプローチの論文であり，鋭い分析と指摘がなされている．

松崎道幸「受動喫煙による健康影響」，『臨床科学』Vol. 34，No. 2，1998

受動喫煙に関する最新の情報を紹介している．受動喫煙

に関する専門知識を得るには格好の論文である.
『日本医事新報』No. 3896, 1998
「肺癌の疫学と予防対策」,『日衛誌』No. 51, 1996
パブリック・シティズン, 仲野暢子編集・訳「たばこ警告表示における米たばこ会社のダブルスタンダード」,『日本禁煙医師連盟通信』No. 1, 1999
神野悟ほか「肺気腫の疫学：老年期における剖検所見の検討」,『日本胸部疾患学会誌』Vol. 32, 第34総会記録号, 1997
松枝隆彦ほか「喫煙に伴う室内空気中のダイオキシン類濃度の変化」,『環境化学』Vol. 2, No. 4, 1992
労働省労働衛生課編「職場と喫煙——職場における喫煙に関する懇談会報告書」, 1988
『海外の市民活動』, 大竹財団, No. 68, 1992; No. 71, 1993
「喫煙コスト・ベネフィット分析に関わる調査研究報告書」, 医療経済研究機構, 1997
『禁煙ジャーナル』, たばこ問題情報センター

伊佐山芳郎の論文

「米国たばこ会社の敗北と日本の将来」,『自由と正義』Vol. 47, 1996
「健康を破壊するタバコ輸出」, 日本消費者連盟編『No といわれる日本』, 学陽書房, 1990
「日本のテレビ CM からたばこが消える日は近い」,『週刊エコノミスト』, 1997. 7. 15
「米国メーカー歴史的敗北」,『週刊エコノミスト』, 1996. 4. 23
「ダイナミックな権利の形成と展開」,『法学教室』, 1990. 1
「たばこ会社の法的責任」,『法学セミナー』Vol. 34, No. 4, 1989
「嫌煙権訴訟の実務と市民運動」,『判例タイムズ』Vol. 644, 1987

「人権としての嫌煙権」,『ジュリスト』No. 871, 1986
＊喫煙をめぐる社会問題，嫌煙権訴訟，アメリカの裁判等についての筆者の論文で，本書に関連したテーマの主なものである.

その他外国文献

UTUSAN Konsumer, 1992. 9
マレーシア・ペナンの消費者協会の機関紙
Peter Taylor, *Smoke Ring*, The Bodley Head, 1984
Tobacco Products Litigation Reporter, Vol. 9, No. 2, 1994; Vol. 10, No. 5, 1995
C. Everett Koop, David A. Kessler, *Final Report of The Advisory Committee on Tobacco Policy and Public Health*, 1997
Remarks by President Clinton on the Tobacco Settlement, 1997. 9. 17

伊佐山芳郎

1939年埼玉県所沢市に生まれる
1965年中央大学法学部法律学科卒業
現在－東京弁護士会所属弁護士
「嫌煙権確立をめざす法律家の会」代表世話人
日本法社会学会会員
たばこ病訴訟弁護団長
著書－『嫌煙権を考える』(岩波新書)
『さらば，たばこ社会』(編著，合同出版)
『禁煙指導テキスト』(共著，虹出版社)
『NOといわれる日本』(共著，学陽書房)
『ドキュメント現代訴訟』(共著，日本評論社)

現代たばこ戦争　　岩波新書(新赤版)614

1999年5月20日　第1刷発行

著　者　伊佐山芳郎《いさやまよしお》

発行者　大塚信一

発行所　株式会社　岩波書店
〒101-8002 東京都千代田区一ツ橋2-5-5

電　話　案内 03-5210-4000　営業部 03-5210-4111
新書編集部 03-5210-4054

印刷製本・法令印刷　カバー・半七印刷

ISBN 4-00-430614-0　　Printed in Japan

岩波新書創刊五十年、新版の発足に際して

岩波新書は、一九三八年一一月に創刊された。その前年、日本軍部は日中戦争の全面化を強行し、国際社会の指弾を招いた。しかし、アジアに覇を求めた日本は、言論思想の統制をきびしくし、世界大戦への道を歩み始めていた。出版を通して学術と社会に貢献・尽力することを終始希いつづけた岩波書店創業者は、この時流に抗して、岩波新書を創刊した。

創刊の辞は、道義の精神に則らない日本の行動を深憂し、権勢に媚び偏狭に傾く風潮と他を排撃する驕慢な思想を戒め、批判的精神と良心的行動に拠る文化日本の躍進を求めての出発であると謳っている。このような創刊の意は、戦時下においても時勢に迎合しない豊かな文化的教養の書を刊行し続けることによって、多数の読者に迎えられた。戦争は惨澹たる内外の犠牲を伴って終わり、戦時下に一時休刊の止むなきにいたった岩波新書も、一九四九年、装を赤版から青版に転じて、刊行を開始した。新しい社会を形成する気運の中で、自立的精神の糧を提供することを願っての再出発であった。赤版は一〇一点、青版は一千点の刊行を数えた。

一九七七年、岩波新書は、青版から黄版へ再び装を改めた。右の成果の上に、より一層の課題をこの叢書に課し、閉塞を排し、時代の精神を拓こうとする人々の要請に応えたいとする新たな意欲によるものであった。即ち、時代の様相は戦争直後とは全く一変し、国際的にも国内的にも大きな発展を遂げながらも、同時に混迷の度を深めて転換の時代を迎えたことを伝え、科学技術の発展と価値観の多元化は文明の意味が根本的に問い直される状況にあることを示していた。

その根源的な問は、今日に及んで、いっそう深刻である。圧倒的な人々の希いと真摯な努力にもかかわらず、地球社会は核時代の恐怖から解放されず、各地に戦火は止まず、飢えと貧窮は放置され、差別は克服されず人権侵害はつづけられている。科学技術の発展は新しい大きな可能性を生み、一方では、人間の良心の動揺につながろうとする側面を持っている。溢れる情報によって、かえって人々の現実認識は混乱に陥り、ユートピアを喪いはじめている。わが国にあっては、いまなおアジア民衆の信を得ないばかりか、近年にいたって再び独善偏狭に傾く惧れのあることを否定できない。

豊かにして勁い人間性に基づく文化の創出こそは、岩波新書が、その歩んできた同時代の現実にあって一貫して希い、目標としてきたところである。今日、その希いは最も切実である。岩波新書が創刊五十年・刊行点数一千五百点という画期を迎えて、三たび装を改めたのは、この切実な希いと、新世紀につながる時代に対応したいとするわれわれの自覚とによるものである。未来をになう若い世代の人々、現代社会に生きる男性・女性の読者、また創刊五十年の歴史を共に歩んできた経験豊かな年齢層の人々に、この叢書が一層の広がりをもって迎えられることを願って、初心に復し、飛躍を求めたいと思う。読者の皆様の御支持をねがってやまない。

（一九八八年一月）

社会

東京国税局査察部	立石勝規
バリアフリーをつくる	光野有次
雇用不安	野村正實
ドキュメント 屠場	鎌田慧
ゴミと化学物質	酒井伸一
過労自殺	川人博
特捜検察	魚住昭
交通死	二木雄策
能力主義と企業社会	熊沢誠
クルマから見る日本社会	三本和彦
現代社会の理論	見田宗介
災害救援	野田正彰
遺族と戦後	田中伸尚・田中宏・波田永実
在日外国人〔新版〕	田中宏
神戸発阪神大震災以後	酒井道雄編
年金入門〔新版〕	島田とみ子
現代たべもの事情	山本博史
日本の農業	原剛
男の座標軸	鹿嶋敬
男と女 変わる力学	鹿嶋敬
現代を読む ―一〇〇冊のノンフィクション	佐高信
ボランティア ―もうひとつの情報社会	金子郁容
都市開発を考える	大野輝之・レイコ・ハベ・エバンス
東京の都市計画	越沢明
産業廃棄物	高杉晋吾
ごみとリサイクル	寄本勝美
ディズニーランドという聖地	能登路雅子
国際協力の新しい風	中田正一
私は女性にしか期待しない	松田道雄
ODA 援助の現実	鷲見一夫
豊かさとは何か	暉峻淑子
障害者は、いま	大野智也
読書と社会科学	内田義彦
資本論の世界	内田義彦
社会認識の歩み	内田義彦
情報ネットワーク社会	今井賢一
社会科学における人間	大塚久雄
社会科学の方法	大塚久雄
水俣病	原田正純
ユダヤ人	J-P・サルトル 安堂信也訳
社会科学入門	高島善哉
自動車の社会的費用	宇沢弘文

岩波新書より

政治

市民版 行政改革　五十嵐敬喜・小川明雄
公共事業をどうするか　五十嵐敬喜・小川明雄
議会 官僚支配を超えて　五十嵐敬喜・小川明雄
都市計画 利権の構図を超えて　五十嵐敬喜・小川明雄
同盟を考える　船橋洋一
大臣　菅直人
政治・行政の考え方　松下圭一
日本の自治・分権　松下圭一
相対化の時代　坂本義和
日本政治の課題　山口二郎
沖縄 平和の礎　大田昌秀
沖縄のこころ　大田昌秀
日米安保解消への道　都留重人
希望のヒロシマ　平岡敬
地方分権事始め　田島義介
日本をどう変えていくのか　渡辺洋三

日本社会はどこへ行く　渡辺洋三
転換期の国際政治　武者小路公秀
私の平和論　日高六郎
戦後政治史　石川真澄
統合と分裂のヨーロッパ　梶田孝道
世界政治をどう見るか　鴨武彦
自由主義の再検討　藤原保信
政治家の条件　森嶋通夫
地方からの発想　平松守彦
自由と国家　樋口陽一
国際連合　明石康
近代の政治思想　福田歓一

法律

法とは何か〔新版〕　渡辺洋三
日本社会と法　渡辺・甲斐・広渡・小森田 編
法を学ぶ　渡辺洋三
民法のすすめ　星野英一
情報公開法　松井茂記
マルチメディアと著作権　中山信弘
戦争犯罪とは何か　藤田久一
日本の憲法〔第三版〕　長谷川正安
行政手続法　兼子仁
地方自治法　兼子仁
結婚と家族　福島瑞穂
プライバシーと高度情報化社会　堀部政男
納税者の権利　北野弘久
日本人の法意識　川島武宜

岩波新書より

現代世界

中国路地裏物語　上村幸治
ロシア経済事情　小川和男
東欧 再生への模索　小川和男
イスラームと国際政治　山内昌之
現代中国の経済　小島麗逸
中東現代史　藤村信
イギリス式人生　黒岩徹
南アフリカ「虹の国」への歩み　峯陽一
女たちがつくるアジア　松井やより
女たちのアジア　松井やより
ユーゴスラヴィア現代史　柴宜弘
ビルマ「発展」のなかの人びと　田辺寿夫
「風と共に去りぬ」のアメリカ　青木冨貴子
東南アジアを知る　鶴見良行
バナナと日本人　鶴見良行
環バルト海 地域協力のゆくえ　百瀬宏・志摩園子・大島美穂
フランス家族事情　浅野素女
人びとのアジア　中村尚司
ヴェトナム「豊かさ」への夜明け　坪井善明
中国 人口超大国のゆくえ　若林敬子
タイ 開発と民主主義　末廣昭
インドネシア 多民族国家の模索　小川忠
ハワイ　山中速人
現代アフリカ入門　勝俣誠
ドナウ河紀行　加藤雅彦
スウェーデンの挑戦　岡沢憲芙
イスラームの日常世界　片倉もとこ
ヨーロッパの心　犬養道子
女たちが変えるアメリカ　ホーン川嶋瑤子
エビと日本人　村井吉敬
戒厳令下チリ潜入記　G・ガルシア＝マルケス　後藤政子訳

福祉・医療

日本の社会保障　広井良典
居住福祉　早川和男
高齢者医療と福祉　岡本祐三
看護 ベッドサイドの光景　増田れい子
ルポ体験 日本の高齢者福祉　山井和則・斉藤弥生
ルポ体験 世界の高齢者福祉　山井和則
信州に上医あり　南木佳士
がん告知以後　季羽倭文子
心の病と社会復帰　蜂矢英彦
エイズと生きる時代　池田恵理子
医療の倫理　星野一正
医者と患者と病院と　砂原茂一

岩波新書より

生物・医学

医の現在　高久史麿編
がんの予防〔新版〕　小林博
がんの治療　小林博
中国医学はいかにつくられたか　山田慶兒
肺の話　木田厚瑞
水族館のはなし　堀由紀子
アルツハイマー病　黒田洋一郎
ボケの原因を探る　黒田洋一郎
アルコール問答　なだいなだ
共生の生態学　栗原康
現代の感染症　相川正道、永倉貢一
がんと人間　杉村隆、垣添忠生、長尾美奈子
胃は悩んでいる　伊藤漸
脳と神経内科　小長谷正明
神経内科　小長谷正明
脳を育てる　高木貞敬

疲労とつきあう　飯島裕一
東洋医学　大塚恭男
血圧の話　尾前照雄
ブナの森を楽しむ　西口親雄
ヒトの遺伝　中込弥男
どうしてものが見えるのか　村上元彦
細胞から生命が見える　柳田充弘
からだの設計図　岡田節人
日本酒　秋山裕一
アレルギー　矢田純一
老化とは何か　今堀和友
タバコはなぜやめられないか　宮里勝政
胃がんと大腸がん　榊原宣
腸は考える　藤田恒夫
老いと健康　吉川政己
生物進化を考える　木村資生
DNAと遺伝情報　三浦謹一郎
母乳　山本高治郎

リハビリテーション　砂原茂一
脳の話　時実利彦
人間であること　時実利彦
人間はどこまで動物か　A・ポルトマン、高木正孝訳
栽培植物と農耕の起源　中尾佐助
私憤から公憤へ　吉原賢二

経管学部三班.
趙顯喆.